秦 伯 未 医 学 全 书

秦伯未

医案讲习录

秦伯未 著

U0206851

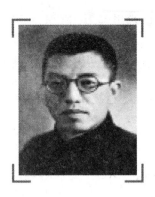

中国医药科技出版社

内 容 提 要

秦伯未先生是中国20世纪中医界泰斗级的人物，一生著述繁多。本书收录了秦伯未先生内科、外科、妇科、儿科、膏方方面的医案，并附其祖父秦笛桥先生的医案，内容十分广泛。适合临床医生、中医院校学生及广大中医爱好者研读、参考。

图书在版编目（CIP）数据

秦伯未医案讲习录/秦伯未著. —北京：中国医药科技出版社，2014.5
（秦伯未医学全书）
ISBN 978 - 7 - 5067 - 6680 - 7

Ⅰ.①秦…　Ⅱ.①秦…　Ⅲ.①医案 - 汇编 - 中国 - 现代　Ⅳ.①R249.7

中国版本图书馆 CIP 数据核字（2014）第 032785 号

美术编辑　陈君杞
版式设计　郭小平

出版　中国医药科技出版社
地址　北京市海淀区文慧园北路甲 22 号
邮编　100082
电话　发行：010 - 62227427　邮购：010 - 62236938
网址　www.cmstp.com
规格　710×1020mm ¹⁄₁₆
印张　10 ¾
字数　124 千字
版次　2014 年 5 月第 1 版
印次　2020 年 7 月第 4 次印刷
印刷　三河市航远印刷有限公司
经销　全国各地新华书店
书号　ISBN 978 - 7 - 5067 - 6680 - 7
定价　**28.00 元**
本社图书如存在印装质量问题请与本社联系调换

———◆ 秦伯未医学全书 ◆———

著　　秦伯未

辑　　吴大真　　王凤岐　　王　雷　　范志霞

工作人员

　　　　吴大真　　王凤岐　　王　雷　　范志霞

　　　　李禾薇　　马　进　　郭新宇　　陈丽云

　　　　周毅萍　　王丽丽　　胡　蓉　　杨艳卓

　　　　孙增坤　　秦　淼　　李剑颖　　杨建宇

　　　　马石征　　丁志远　　杨奇君　　张　霆

　　　　丘　浩　　王博岩　　李　宁　　李书辉

　　　　李　顺　　熊世升　　张贺翠　　阮建萍

　　　　史宝刚　　史惠萍　　苗俊媛

立雪琐记
—— 代序

秦伯未先生是著名的中医学家、中医教育家，他学识渊博，医术精湛，著述宏富，堪称中医界泰斗级人物，在中国近现代中医学史上有着重要的地位。他在中医教育、临床实践、中医科学研究以及中医工作发展等诸多方面都作出了杰出贡献。

自20世纪80年代后，随着时代的发展进步，秦伯未先生在中医学发展史中的地位再次被凸显出来，随之而来，撰述秦氏生平事迹和中医学术思想的文章越来越多，我们虽先后写过一些回忆和纪念性文章，但总觉未能尽其心言，此次我们重辑秦老相关文章、医学稿件成一大集，自觉又为秦伯未研究及中医药研究添砖加瓦。此篇琐记，多为我们承学师门之时记录的一些鲜为人知的资料。藉此机缘，兹录于此，望能为后学全面了解秦氏一生提供些细小而真实的资料。

一、秦老一生钟爱荷花

秦老名之济，字伯未，号谦斋。生于一九零一年农历六月十六日，上海浦东陈家行（又名陈行镇）人，因为他是辰时生人，所以每年生日的这一天，他都起得很早，清理他一年来的文章、读书笔记之类文字。这天，全家都陪同秦老吃些清淡的素食，到了晚上秦老总要写上一首小诗用以自勉，他常吟诵的一句"六月荷花生生日"，也经常出现在秦老自作的书画之中。秦老一生喜爱荷花，在小诗中多有对荷花"濯清涟而不妖"的赞誉，并以此寄托自己的追求。为了纪念他对荷花的钟爱，在我们的建议下，1981年元月人民卫生出版社第四次再版的《中医入门》及日文版的《中医入门》均以荷花图案为封面。

二、秦老家事琐记

秦老生于轩岐世家，其祖父秦笛桥，名乃歌，号又词，是清代末年的江南才子，以文著名，曾著有《玉瓶花馆丛稿》、《俞曲园医学笔记》等，医术亦精。秦老说，其祖父是"工诗古文辞，以余事攻医，活人甚众"。所以，在秦老编纂的《清代名医医案精华》一书中，曾选辑笛桥先生的医案31例（全部登载于本丛书中的《秦伯未医案讲习录》中，作为附篇）。

秦老的父亲识医学、不业医，不幸在秦老16岁时父亲去世。

秦老读了几年私塾，髫龄即博览医书，自承家学，于1920年拜师孟河学派大师丁甘仁门下，成为丁氏弟子中的佼佼者。

秦老于1933年与乔氏佩珩结婚，生有五个子女，第四、五子女夭折，余一男二女，男孩取谦斋一字，名之小谦，女孩取乔氏各一字，名小佩、小珩。抗日战争胜利后于1945年与乔氏分居。于1947年与王联璧相识，当时秦氏家族不满秦老与王氏的交往，迟至1950年3月26日秦老才正式与王氏结合，当时暂住北京翠花胡同，并在北京翠花楼饭庄待客三桌，在京的中医界名流，施今墨、孔伯华、肖龙友、赵树屏、袁鹤侪等出席祝贺。在北京住了三个月后返回上海，自此以后秦老一直与王氏一起生活，直至去世，与王氏没有子女。秦老对于乔氏及子女多有来往并给予生活补贴。

三、秦老受聘来京

解放后秦老在上海第十一医院工作。1953年，当时中华人民共和国卫生部副部长郭子化先生，代表部领导到秦老家做工作，请他到卫生部任中医顾问，秦老因久居南方不愿北上，郭子化副部长几乎每天晚上都到家做说服工作，组织的信任，领导的说服，秦老只好答应下来。到北京后住在鼓楼西大街卫生部宿舍。

1956年，北京中医学院在东直门海运仓正式成立，为在学院任教及在学院附属医院工作方便之故，遂由卫生部宿舍搬到东直门内的学院宿舍，即现在中国中医科学院北门向西五六十米左右的地方。王联璧随之来京后，在街道工作，到1959年，卫生部领导与王氏谈话："为了秦老更好地工作，照顾好秦老的生活和身体就是你的工作。"从此，王氏辞退了工作，一直为秦老料理家务，照顾秦老的日常生活，成为难得的老伴。

1963年3月4日，北京中医学会举行宴会欢迎来京参加研究院工作的名老中医，秦老即兴作诗一首：

> 祖国相召唤，欣然来古京。
>
> 一时逢盛会，四座皆知名。
>
> 赵董推先觉，袁施属老成。
>
> 举杯无限意，期待展平生。

秦注：赵指赵树屏，时任北京中医学会主任委员。董指董德懋，时任中医杂志主编。袁是袁鹤侪，施是施今墨，袁施二老为北京的名老中医，虽年事已高，仍参加医院工作。

四、秦老去世前后

1964年由中央安排秦老住在解放军301医院进行全面体验，结果是"健康"，各项指标正常。文革后，家被抄，被赶住在中医学院工字楼，即现北京中医药大学附属东直门医院东门向西500米处。9平米左右的房间，窗户向西，因而终日不见阳光。

1967年秦老患大叶性肺炎，依然整天被批斗，不能得到及时治疗，加之王氏因家庭出身是地主成分，属五类份子（地主、富农、反革命、坏分子、右派）被赶回原籍，秦老一人在京身边无人照顾，当时王凤岐的母亲、姐姐等住在朝阳门外吉市口，距离东直门不算远。王凤岐母亲、姐姐在自己经济并不宽裕的情况下，省吃俭用，为秦老做些营养品、补品。王凤岐的外甥们史惠萍、苗俊媛、史宝钢等因学校停课，故能经常徒步给秦老送饭。秦老亦能在被斗之余徒步去王凤岐的母亲家走走，每两、三个星期，由吉市口胡同的剃头老师傅理发，聊聊天，下下棋。

1968年3月9日，王凤岐、吴大真的儿子王雷出生并成长在在吉市口奶奶家。秦老更是拖着病体，但心情愉快地来看看孩子。在1968年的一次看病过程中发现肺部有癌变，至1969年12月初病情加重，行动不便，王氏被召回北京照料，到1970年元月秦老已经卧床不起。元月27日晚八时，秦老在原东直门医院（即现在中国中医科学院北门东面的红楼）内科病房，心脏停止了跳动，一代名师就这样走了。后骨灰盒被放在北京八宝山烈士公墓四室、副四、27号与著名老中医施今墨、方石珊等人同在一室。

当时，上海张赞臣张老先生曾写过一篇纪念文章，投给"健康报"准备发表，因种种原因未能发表。健康报于1979年7月29日选登了秦老1957年2月8日曾在"健康报"上发表过的一篇文章"从相嫉到相亲"，并刊登了张恩荣同志的"重读其文如见其人——怀念秦伯老"的纪念文章。

五、秦老的生活喜好

秦老喜欢饮酒，但酒量不大，也不酗酒，每晚都会饮上一二两，有时午饭也喝上一两盅，最爱喝五粮液，文革中常去王凤岐家，但没有五粮液，只好喝北京二锅头，也很高兴，但他绝不喝"薯干酒"，他说，这种酒，喝完头痛。吃菜喜欢清淡，不喜欢油腻，但很喜欢用猪头肉下酒，每餐有一两个小凉菜最好，食量不大，喜欢有些蔬菜和豆制品。在水果中最爱吃梨，他说梨的养阴生津的力量强于任何中药，特别是"莱阳梨"松软香甜，非常可口。1959年9月7日的北京晚报上曾发表过秦老写的一篇颂梨的文章"梨"（登载于本丛书中的《秦伯未增补谦斋医学讲稿》中第32篇文章）秦老很喜爱喝茶，不太爱喝老北京的茉莉花茶，只爱喝较浓的"碧螺春"，他常说"这是康熙皇帝命名和爱喝的茶"。

秦老嗜烟，每天大概两包左右，在文革生活小日记中，可以看出，每天必有二包烟的记录，当然，他自己也说"我是在云雾里生活的人，纸烟的烟盒是我记录学习心得的卡片"。但看到他最后罹患肺癌，不能说不与此有关，烟还是少吸甚至不吸为好。

秦老对于诗书棋画也很善长，他的诗书画在中医学界早有盛名，可谓人人皆知。善于棋，知者较少，他对围棋、象棋都有较高棋术。文革中如遇王凤岐回京，或王凤岐父亲、吴大真父亲来京时，经常陪秦老下棋、聊天、解闷，每每于饭后手谈一二。秦老在1968年7月2日给王凤岐、吴大真的信中，有一段话写得很精采，他说："你们什么时候能回来，全家都在盼望，回来时当好好讨论讨论后再下它三盘。我认为下棋是一种斗争艺术，如果出动大批人马，只想将死人家，而不顾自己内部空虚，经不起反击便会一败涂地。这也和治疗这类病一样（指秦老病后医生开的药），既要压制病症，又要考虑病人的体力。否则仅仅几剂普济消毒饮，非但没有把病症减轻，却弄得食呆、便溏……"

秦老在这里似乎讲的是棋术，其实他在谈医道呀。

六、秦老难忘难找的照片

1950年代，毛泽东主席在北京怀仁堂接见全国100多位各行各业的专家时，秦老作为中医界的代表出席，他曾有两张与毛泽东主席合影的照片，一张是与毛泽东主席握手，周恩来总理在旁微笑着看他。一张是与毛泽东主席在宴会同坐一桌。这两张照片，他一直珍藏着，在文革中这些相片也被抄走了。与周恩来总理的交往更多。在1950年代的一次全国政协会议上，周恩来总理看到秦老拿着一把扇子，上面是秦老画的荷花，周恩来总理说："秦老，你画的写的都很好，可以与书法家和画家比美了。"秦老忙说："不敢不敢，总理过誉了"。周恩来总理微笑着调侃地说："能不能给我画一把"。秦老兴奋地说；"如果总理不嫌弃的话，我一定献丑献丑"。二人相互微笑了一下。周恩来总理说："好，好，在此我先谢了"。回家后秦老用了一周时间，画了一副水仙扇面并题词，赠予周恩来总理。周恩来总理收到后，回执说谢谢，并有题词："杏林春意暖"，回赠秦老，可惜秦老珍藏的周恩来总理题词，在十年动乱中也被付之一炬。每当提及此事，秦老只是微微摇头为之一叹。

1963年周恩来总理曾多次派专机送秦老去上海为柯庆施、刘亚楼等领导诊病。

在文革时期，北京曾先后搞过多次疏散人口。北京中医学院绝大多数的老中医都被下放出京，秦老被下放河北石家庄，当周恩来总理得知后，通知卫生部：秦老不能下放，必须留在北京。秦老多次与我们谈及此事，总是十分动情地说：感谢总理，在那么复杂的形势下还想着我⋯⋯

秦老与董必武、林伯渠、王震、陈毅等中央领导同志，与吴晗、邓拓、廖沫沙、夏衍、田汉等同志都有很多的交往。

在国际上，秦老曾两次去苏联给米高扬的夫人治疗血友病，取得很好的效果。米高扬的夫人是列宁的孙女。还数次去蒙古人民共和国为乔巴山主席诊病。

以上这些交往的珍贵照片都在十年动乱中付之一炬，可感可叹。

吴大真　王凤岐
2014年1月

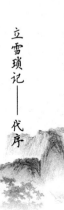

立雪琐记——代序

中医医案，是中华医学得以传承、光大的一个很重要的因素。历代医学大家无不重视前人医案，无不精心记录自己的医案。代代相传，香火不灭。

秦伯未秦老曾多次叮嘱我们，为良医必有三点不可缺失：一是经典要研读终生，二是临床要谨慎对待，三是医案要多读多记。

本书《秦伯未医案讲习录》由三部分组成。

一部分选自秦伯未秦老先生于 1940 年、1941 年间极为珍贵的临证亲笔脉案《谦斋医案》。有的是秦伯未秦老先生的亲笔书写，有的是当时他的学生幼铭记录抄写。该医案是以诊治日期为顺序。我们在整理时，为了便于查阅学习，我们按照内科、外科、妇科、儿科重新归类分述。多诊次的医案记录较为详细，一诊次的医案记录较为简要。《谦斋医案》原手稿由我们珍藏。

一部分选自秦伯未秦老先生在许多学术论著中的典型病历，这些医案描述近似于医话，为了保持原貌，我们在编辑时几乎未作变动。因而，在体例上与前类医案不甚一致。

还有一部分的膏方医案，又是由两类组成。

一类选自于 1940 年的《谦斋医案》。

另一类选自于 2007 年福建科学技术出版社出版的《秦伯未膏方集》。该书是由秦伯未两本膏方书《膏方大全》和《谦斋膏方案》合编而成。《膏方大全》是以 1930 年上海中医书局铅印本为底本。《谦斋膏方案》是 1938 年的医案手抄本，1977 年 6 月经由原中国中医研究院耿

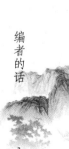

鉴庭先生阅视认定，现存于上海中医药大学图书馆。

　　早在 1928 年，时年 27 岁的秦伯未先生，历经三年先后撰写了《清代名医医案精华》和《清代名医医话精华》，其中搜集整理了有清一代二十多位医学大师如叶天士、薛生白、吴鞠通、尤在泾，以及王旭高、马培之、张聿青、丁甘仁等的医案医话。这不仅仅是一般的医案，从这些大家的"各家小传"中，还可看到他们的师承脉络、家传绝技，和高尚的医德、高超的医术，以及在中医学术上的成就与贡献，是我们后学者学习和继承的楷模。从这些医案中还可追寻秦老学医、研医、并卓然成为医学大家的历史轨迹。

　　通过本书我们可以看到，秦氏能成为一代国手确非偶然。

　　本书最后还附有秦伯未祖父秦笛桥医案 31 则，可以使我们一睹秦氏家学的风采。聊以缅怀前辈，激励后学。

吴大真　王凤岐　王　雷

2014 年 3 月

秦伯未

医案讲习录

——秦伯未医学全书

目录

3

秦伯未 医案讲习录

——秦伯未医学全书

第一章

内科医案

第一节 感　冒

一、风温挟湿

案 1　金君

一诊：5 月 26 日

身热暑炽，得汗不解，头痛、口干、咳嗽，脉象濡滑而数，舌苔白腻尖红。风温夹湿蕴于肺胃，治以清疏芳化，候正。

清豆卷 12g	冬桑叶 8g	净蝉蜕 3g	炒牛子 6g
浙贝母 10g	竹沥夏 8g	香佩兰 8g	焦栀皮 8g
净连翘 10g	枳壳 8g	赤茯苓 10g	

二诊：5 月 27 日

身热较淡，头痛亦减，咳嗽，口苦作干，胸闷，舌苔黄腻，风温夹湿，蕴伏肺胃，再拟疏化清解，毋使胶结缠绵，方候正之。

清豆卷 12g	冬桑叶 8g	炒牛子 6g	鸡苏散（包）12g
川朴花 3g	淡黄芩 8g	香佩兰 8g	黄郁金 8g
焦山栀皮 8g	浙贝母 10g	朱茯苓 12g	枳壳 8g（竹茹 8g 同炒）

三诊：5 月 29 日

身热淡而不清，口干，饮水觉甘，大便不实，小溲浑黄，脉象濡数，舌苔黄腻。温邪夹湿黏滞难化，病在太阴阳明二经，即宗吴淮阴中焦例

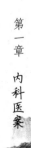

治之，候正。

清豆卷12g	青蒿8g	香佩兰8g	光杏仁10g
炒薏苡仁6g	淡黄芩8g	块滑石12g	白蔻仁（杵）3g
枳壳8g	竹叶茹各8g	赤茯苓10g	梗通草3g

四诊：5月30日

身热未清，头胀口干，饮少味甘，肢酸，溲黄，脉濡数，苔黄糙。湿热内郁太阴阳明之候，续予清化，候正。

清豆卷12g	藿佩各8g	青蒿8g	淡黄芩8g
净连翘10g	白蔻衣3g	枳壳8g	炒车前10g
竹叶茹各8g	桑叶10g	块滑石（打）12g	

五诊：6月1日

身热已淡，胸宇亦舒，口干味甘，大便稀水，舌苔黄腻，脉象濡数。胃多湿热之薮，脾属湿浊之乡，再予芳化清解。

藿佩梗各8g	青蒿8g	淡黄芩8g	六一散（包）12g
净连翘10g	新会白6g	竹叶茹各8g	枳壳8g
赤茯苓10g	梗通草3g	炒扁豆衣10g	

案2　孙嫂夫人，9月30日

身热不为汗衰，胸宇饱闷不思饮食，脉象滑数，舌苔根腻。秋温挟湿，续于清滞防其缠绵。

清豆卷12g	冬桑叶8g	省头草8g	黄郁金6g
枳壳8g	鲜竹茹8g	焦栀皮8g	新会皮8g
焦谷芽10g	丝瓜络8g	全瓜蒌（打）10g	

二、风邪外感

案1　女，24岁

感冒4日，形寒，头痛，咳嗽甚轻，未经治疗。今忽觉胸胁微痛，呼吸不畅，偶叹长气，痛如针刺，且有泛漾感。诊其脉浮滑而数，舌苔薄腻淡黄。时新秋天气尚热，数日来未曾出汗，偶觉身热亦不以为意。审属风邪夹湿内郁，不从表解，有内传之势。

用荆防败毒散加减。

蔓荆子 4.5g	防风 4.5g	柴胡 4.5g	前胡 6g
桔梗 3g	枳壳 4.5g	杏仁 9g	青皮 4.5g
陈皮 4.5g	茯苓 9g	生姜 2 片	

服 2 剂，得微汗，咳嗽甚多，胸胁痛即减轻。

可见感冒总宜疏散，如果因胁痛而误作肝病，难免偾事。

案 2　钱先生，元旦日

流青绿涕已经半载，近又咳呛，音哑，腹时隐痛，苔腻，脉濡滑。风邪内郁，肺气不宣，先予辛散。

冬桑叶 8g	苍耳子 8g	陈辛夷 1.5g	蔓荆子 1.5g
净蝉衣 1.5g	炒牛蒡 6g	光杏仁 10g	辽细辛 1g
薄橘红 6g	冬瓜子 10g	带子丝瓜络 8g	

案 3　金师兄，9 月 7 日

身热自汗，咳嗽声音重浊，鼻塞流涕，口苦作干，舌苔黄腻，脉象浮数。肺主皮毛，凉邪外袭，宣化无权，即予疏解。

苏梗叶各 8g	净蝉衣 3g	炒牛蒡 6g	枳壳 8g
薄橘红 8g	焦山栀 8g	光杏仁 10g	象贝母 10g
范志曲 10g	苦桔梗 1.5g	竹茹 8g	

案 4　吴奶奶

一诊：5 月 24 日

形寒身热，头痛，肢酸，胸闷，咳嗽，口干饮少，脉象浮数，舌苔厚腻。风温夹湿稽留肺胃已经一旬，治以疏化。

清豆卷 12g	炒牛蒡 6g	川朴花 3g	炒薄荷 3g（后下）

| 焦栀皮 8g | 光杏仁 3g | 浙贝母 10g | 香佩兰 10g |
| 黄郁金 8g | 赤茯苓 10g | 丝瓜络 8g | |

二诊：5 月 25 日

予疏化，得汗颇多，形寒已罢，身热头痛，肢酸，胸闷咳嗽等症均见减轻，脉数舌腻。再予清脾芳化。

清豆卷 12g	净连翘 10g	炒牛蒡 6g	焦栀皮 8g
净蝉蜕 3g	制川朴 3g	香佩兰 8g	光杏仁 10g
浙贝母 10g	赤茯苓 10g	丝瓜络 8g	

三诊：5 月 28 日

前症愈，今头痛，项强耳鸣，齿胀咽痛，形寒，脉微弦数，舌苔黄腻。风热之邪夹痰浊壅闭于上，重予清脾泄化，候正。

冬桑叶 8g	杭菊花 8g	荆防风各 8g	炒牛蒡 6g
苦桔梗 3g	金锁匙 3g	焦山栀 8g	炙僵蚕 10g
挂金灯 3g	淡竹茹 8g	丝瓜络 8g	

案 5　应君，9 月 8 日

伤寒已愈，诸恶均除，但觉胸宇不畅，纳食未甘。余温逗留阳明，胃气不和，仲景所谓表解而里未和也。接予芳香、舒气畅中。

藿香梗 8g	炒枳壳 8g	新会白 8g	黄郁金 8g
炒竹茹 8g	炒蒺藜 10g	赤苓 10g	梗通草 1.5g
生熟谷芽各 12g	荷梗去刺尺许	白蔻仁 1.5g（后下）	

案 6　袁先生，9 月 8 日

形寒胕酸，自服汗剂而解，今诊脉象滑数，舌苔白腻，身热不扬，头胀，胸闷，咳嗽不畅，风邪湿热仍盛阻于肺胃。治以清透芳化。

清豆卷 12g	青防风 8g	冬桑叶 5g	炒牛蒡子 6g
光杏仁 10g	浙贝母 10g	制川朴 1.5g	焦山栀 8g
炒枳壳 8g	赤茯苓 12g	丝瓜络 8g	

案7 沈女士，9月22日

形寒身热，头痛喉痒，咳嗽，胸宇不宽，脉濡数，舌苔薄白。风邪痰阻内蕴于肺，肺失宣化之权，治以轻疏上焦。

冬桑叶8g	青防风8g	净蝉衣3g	炒牛蒡子6g
光杏仁10g	浙贝母10g	仙半夏6g	橘红8g
白蒺藜10g	枳壳8g	胖大海10g	

三、暑湿感冒

案1 陈世兄

一诊：9月1日

寒热之候不为汗解，胸闷，口干，食减，大便4日未行，脉濡数，舌白腻。暑湿内伏阳明，气机不宣，治以清透，虑其证变。

清豆卷12g	冬桑叶8g	制川朴2g	净连翘8g
炒枳壳8g	黄郁金6g	焦山栀8g	瓜蒌仁12g
新会皮8g	赤茯苓12g	鸡苏散（包）10g	

二诊：9月2日

昨予清透伏邪，形寒撤、身热淡，胸宇亦转宽，脉象濡数，舌苔白腻。伏暑积湿内蕴阳明未能尽泄，再效前方出入。

清豆卷12g	藿佩梗各8g	桑叶8g	焦栀皮8g
制川朴2g	薄橘红8g	枳壳8g	茯苓12g
梗通草2g	炙竹茹8g	鸡苏散（包）12g	

三诊：9月3日

日来伏邪，身热逐渐减轻，胸宇觉宽，纳食难化，脉象濡数，舌苔白腻。暑湿邪气内郁，再拟清泄，防其复燃。

广藿香8g	川朴花2g	焦栀皮8g	冬桑叶8g
薄橘红8g	枳壳8g	范志曲10g	炒竹茹8g
茯苓12g	荷叶1方	炒香谷芽12g	

四诊：9月4日

天地郁熏，暑湿氤氲着于人身，蕴于脾胃，胃为湿热之薮，脾本湿浊之乡，迭予清透身热已解，纳食难化，舌苔黄腻，湿之故也。

藿苏梗各8g	川朴花2g	净连翘10g	薄橘红8g
白蔻仁2g（后下）	淡竹茹2g	枳壳2g	梗通草2g
赤茯苓10g	炒香谷芽12g	荷梗1尺（去刺）	

五诊：9月5日

胃为湿热之薮，脾属湿浊之乡，湿浊内蕴已经清化，身热退，胸宇宽，二便能调，脉濡，苔白。接予芳化和中可也。

藿香梗8g	佩兰梗8g	炒枳壳8g	淡竹茹8g
新会皮8g	香谷芽10g	赤茯苓10g	梗通草2g
丝瓜络8g	焦薏苡仁12g	春砂壳2g（后下）	

六诊：9月6日

暑湿之邪，自口鼻吸受，蕴集阳明，为湿热之薮也，寒热之后，诸恙均瘥，食已觉味，脉象濡软。接予和中方。

焦冬术8g	炒玉竹8g	净连翘10g	佩兰梗8g
炒枳壳6g	淡竹茹8g	淡条芩8g	新会皮5g
赤茯苓10g	焦薏苡仁12g	梗通草2g	

七诊：9月7日

寒热之后，纳食难化，腹中觉胀，脉濡，苔根薄腻。暑湿余邪，逗留中焦，胃失和降，肠失传导，接予芳化和中。

焦白术8g	藿香梗8g	炙鸡金8g	枳壳8g
新会皮8g	白蔻衣2g（后下）	竹茹8g	生熟谷芽各10g
彩云曲10g	大腹皮10g	荷梗1尺（去刺）	

八诊：9月8日

时症已愈，纳食不消，腹内觉畅，偶尔难化之物亦然，良由湿热伤人，蕴于中焦，脾胃运化功能未复也。接予和胃健脾。

焦白术8g	炙鸡金6g	枳实炭8g	新会白8g
佩兰8g	炒竹茹8g	白茯苓10g	彩云曲10g
荷梗尺许	炒香谷芽12g	缩砂仁2g（后下）	

九诊：9月9日

胃司受纳，脾主消化，不食则饥，食入作胀，《内经》谓，脾主为胃行其津液，此病生于脾而不在胃也，脾恶湿得于时症之后，治以芳化和中可也。

藿香梗8g	新会皮8g	炙鸡金10g	炒竹茹6g
彩云曲10g	香谷芽10g	大腹皮10g	枳术丸（包）10g
焦薏苡仁10g	佛手片8g	大砂仁2g（后下）	

调理半月始愈。

案2　张奶奶

一诊：9月6日

身热得汗不畅，见风寒咳嗽，风疹遍体作痒，脉浮数，舌苔薄白，湿热内蕴，风邪外乘，营气不清，治以辛凉清透。

冬桑叶8g	荆芥穗8g	净蝉衣3g	炒牛蒡6g
光杏仁10g	净连翘10g	焦栀子8g	浙贝母10g
西赤芍6g	橘红8g	薄荷叶3g（后入）	

二诊：9月7日

身热四日，得汗不解，恶风未撤，头痛，骨节酸楚，口干，腹行燥结，脉濡滑数，苔黄腻，暑湿内伏，新凉外束，治以清疏芳化，虑其缠绵。

清豆卷12g	冬桑叶8g	藿佩梗8g	炒牛蒡子6g
焦山栀8g	净连翘10g	光杏仁10g	炒枳壳8g
薄橘红8g	丝瓜络8g	荆芥穗8g（后入）	

案3　刘先生，9月8日

脉象右手滑数，舌苔中后黄腻，暑湿内伏，新凉外乘肺胃，气机不宣，身热淡而不清，头胀肢酸，胸宇不畅，治以清疏芳化。

清豆卷 12g	青防风 8g	霜桑叶 8g	枳壳 8g
苦桔梗 1.5g	薄橘红 8g	川朴花 1.5g	焦栀皮 8g
炒竹茹 8g	赤茯苓 12g	丝瓜络 8g	

四、体虚外感

案1　吴姑奶奶，9月30日

身热得汗未清，脉象细弦而数，中脘觉胀，舌苔薄腻，体虚感冒新凉。治以疏散和中。

炒荆芥 8g	炒防风 8g	冬桑叶 8g	焦山栀皮 8g
枳壳 8g	鲜竹茹 8g	净连翘 10g	炒陈皮 8g
彩云曲 6g	炒谷芽 10g	荷叶 1 方	

案2　陆先生

一诊：9月20日

阴虚之体，口干晨燥，胸宇气分不畅，大便燥结，脉象细弱。津液不充，则内热随起，宜壮水以制阳光之治法，本此制方。

细生地黄 10g	川石斛 6g	天花粉 8g	净连翘 10g
炒枯芩 8g	光杏仁 10g	浙贝母 10g	大麦冬（去心）6g
瓜蒌仁 12g	柏子仁 10g	干芦根（去节）30g	

二诊：9月25日

阴虚津枯之质，感受新凉，郁于肌表，形寒身热得汗未清，四肢酸疼，舌苔灰黄而腻，脉象细数。暂予辛凉治标。

冬桑叶 8g	杭菊花 8g	炒牛蒡子 6g	焦山栀 8g
连翘壳 10g	光杏仁 10g	浙贝母 10g	瓜蒌仁（打）12g
新会白 8g	丝瓜络 8g	南薄荷 3g（后入）	

三诊：10月1日

身热已减，而掌心觉燥，黏痰亦少，纳食寡味，口干不思饮，小溲极短。阴亏之体，津液素枯，湿热余邪稽留，脉濡，舌苔薄黄，接予清解。

金石斛 10g	青蒿 8g	嫩白薇 10g	佩兰梗 8g
枳壳 8g	竹茹 8g	净连翘 10g	炒姜皮 10g
梗通草 3g	香谷芽 12g	荷叶梗尺许（去刺）	

四诊：10月6日

阴虚之质，时邪之后，燥热，余气稽留，肺与大肠表里同病，咳嗽，胸宇掣痛，口燥，大便艰难，舌苔薄黄。再予清解。

金石斛 8g	佩兰 8g	嫩前胡 8g	光杏仁 10g
浙贝母 10g	竹沥膏 8g	净连翘 6g	全瓜蒌 10g
郁李仁 10g	炒枳壳 8g	枇杷叶（去毛，包）10g	

五诊：10月9日

脉象细数，苔腻化薄，阴虚之质，温病之后，气阴更耗，津液不足，大便秘结，小溲浑黄，续予生津清化以滋化源。

金石斛 10g	天花粉 10g	净连翘 10g	佩兰 10g
光杏仁 10g	真川贝母 10g	炒条芩 8g	块滑石（打）12g
郁李仁 10g	淡竹茹 8g	枇杷叶（去毛，包）10g	

案 3　男，60 岁

一诊： 身体素弱，患高血压，经常失眠，精神容易紧张。感冒发热 5 日，用青霉素治疗，热势盛衰（37.8℃～39.1℃），多汗不清。特别表现在热势上升无一定时间，一天又数次发作，热升时先有形寒，热降时大汗恶风。伴见头痛，咳痰不爽作恶，食呆口苦，口干不欲饮，便秘，小溲短赤。脉象弦紧而数，舌苔厚腻中黄。

病由风邪引起，但肠胃湿热亦重，依据寒热往来，当从少阳、阳明治疗。

柴胡 4.5g	前胡 6g	黄芩 4.5g	半夏 6g
青蒿 4.5g	菊花 4.5g	杏仁 9g	桔梗 3g

枳壳4.5g　　　茯苓9g

二诊：1剂后热不上升，2剂热退清，但汗出仍多，怕风，蒙被而睡。考虑外邪虽解，肠胃症状未除，而年老体弱，汗出不止，体力难以支持。暂用桂枝加附子汤法。

桂枝2.4g　　　白芍9g　　　　熟附片9g　　　生黄芪4.5g

半夏6g　　　　茯苓9g　　　　陈皮4.5g　　　炙甘草1.8g

服1剂，汗即减少。2剂后亦不恶风，继予芳化痰湿而愈。此证极为复杂，主要是体虚而内外因错综为病，不能不随机应变。初诊处方采用了伤寒法，但结合了败毒散的柴、前、枳、桔，升降泄邪，不能单纯地看作小柴胡汤，这是处方用药的变化了。

案4 男，67岁

经常感冒，往往一两月接连不断，症状仅见鼻塞咳痰，头面多汗，稍感疲劳。曾服玉屏风散，半个月来亦无效果。

用桂枝汤加黄芪，服后自觉体力增强，感冒随之减少。此证同样用黄芪而收效不同，理由很简单。桂枝汤调和营卫，加黄芪固表，是加强正气以御邪。玉屏风散治体虚受邪，邪恋不解，目的在于益气以祛邪。一般认为黄芪和防风相畏相使，黄芪得防风，不虑其固邪，防风得黄芪，不虑其散表，实际上散中寓补，补中寓疏，不等于扶正固表。正因为此，如果本无表邪，常服防风疏散，反而给予外邪侵袭的机会。

案5 男，85岁

因游公园回来，微有身热（37.2℃），诊为感冒，用银翘解毒片治疗，经过4日不愈，邀会诊。询知4天来除低热外，无形寒头痛、鼻塞流涕等症，但觉肢体懒怠，不愿活动。平日大便偏溏，便时有窘迫感，余均正常。舌净，脉象虚细带数。

诊断为中气不足，由疲劳引起低热，不同于感冒，即拟补中益气汤加减，1剂，身热即退。

【按】 有人认为中医治疗感冒就是几种成药，收不到效果便放弃中医治疗；也有的对于感冒的普通处方，一用便是十五六味药，显得十分杂乱；还有的虽然掌握了几个感冒的常用方剂，在辨证上不够正确，具体应用时缺少适当加减。这些当然是个别的，极少数的。总之是不正常的现象，我们必须注意。特别是中医治疗感冒的理论与方药，有突出的优越的一面，例如辨别偏寒偏热的性质，夹燥夹湿的见证，在疏散宣化的治则上，不用一派清凉肃降来退热止咳，等等，都不能因为小病而忽视其实效，而且有责任来加以进一步研究，做到全面地更好地继承，更好地发扬。

案6 男，40多岁

感冒发热后，因多汗形寒不退来诊。询知头不痛，亦不咳嗽，四肢不酸楚，但觉疲软乏力。向来大便不实，已有十余年。诊其脉沉细无力，舌苔薄白而滑。

前医因自诉感冒，且有形寒现象，拟用参苏饮。

参苏饮乃治体虚而有外邪兼夹痰饮的方剂。今患者觉无外感症状，尤其是发热后多汗形寒，系属胃气虚弱，再与紫苏温散，势必汗更不止而恶寒加剧。

用桂枝加附子汤，因久泻中气不足，酌加黄芪，并以炮姜易生姜。2剂见效。

案7 男，50岁

感冒3日，寒热不高（37.8℃），又增腹泻，一日夜七八次，泻下稀薄，体力疲乏，曾服理中汤1剂未止。脉象浮数，舌苔腻黄。泻时腹内隐痛兼有胸闷恶心。

审属湿滞内阻，复感外邪，肠胃传化失职，遂使表里同病。

紫苏 4.5g	藿香 4.5g	枳壳 4.5g	竹茹 4.5g
陈皮 4.5g	木香 3g	神曲 9g	赤苓 9g
煨姜 6g			

2剂即愈。

前人治外感兼腹泻，虽有先治其里，后治其表，及逆流挽舟等法，主要是防止表邪内陷，或表邪已经内陷，使其从里出表。在一般感冒证可以兼顾，不宜固执。

案8　董奶奶，7月3日

寒热起见延今数月，气短力乏，头胀喉痒，咳吐白沫，纳食艰化，大便闭结，脉濡，肺气弱而不肃，脾阳衰而不运，治以顺气和中方。

炙紫菀 8g	炙款冬 8g	仙半夏 8g	薄橘红 8g
冬瓜子 10g	海浮石 10g	炒枳壳 8g	光杏仁 10g
白蔻仁 1.5g（杵，后下）		脾约麻仁丸 10g（包/入煎）	

案9　男，47岁

感冒流行，亦受感染，寒重热轻，头胀身疼，胸闷不咳，服银翘解毒片4日不解。脉象沉滑，舌苔白腻如积粉，二便俱少，与一般感冒不符合。

证属湿浊中阻，肠胃气滞，即拟不换金正气散法。

苍术 4.5g	藿香 6g	厚朴 4.5g	半夏 6g
陈皮 4.5g	石菖蒲 2.4g	大腹子 9g	大腹皮 9g
枳壳 6g	生姜 2片		

依此法加减，5剂后舌苔渐化，又觉掌心燥热，口干不欲饮，防其湿郁化热。仍用藿香、厚朴、半夏、陈皮、石菖蒲、枳壳、大腹皮外，酌加黄芩 4.5g，赤苓 9g。

五、入房受寒

案1　应君

一诊：9月4日

入房受凉，邪中太阳少阴之经，紊乱之内风形寒身热头痛，曾患腹痛泄泻，脉弦滑，苔腻，自汗，口干，病势方张，丞予疏化温中。

淡豆豉 10g	苏梗 8g	防风炭 6g	藿香梗 8g

新会皮 8g   焦山栀皮 8g   台乌药 8g   木香 2g

大腹皮 10g   炒扁豆 10g   葱白头 2 个（后入）

二诊：9 月 5 日

入房受凉中于太阳乘盛传入少阴，《内经》亦称，两感形寒，身热，腹痛泄泻，昨投疏化温中已减解，苔腻脉弦。续予前法出入。候正。

炒香谷芽 6g   防风炭 8g   冬桑叶 10g   藿香梗 8g

新会皮 8g   焦山栀皮 8g   木香 2g   台乌药 8g

洗腹绒 10g   扁豆衣炒 10g   赤茯苓 12g

三诊：9 月 6 日

太阳与少阴相为表里，两感于邪，寒热腹痛泄泻，投疏化温中之剂，里证已除，太阳病下利清谷，理应痢止专攻其表可也，方仍候正。

清豆卷 12g   冬桑叶 8g   焦山栀皮 8g   藿香梗 8g

橘红 8g   嫩白薇 10g   竹茹 8g   茯苓 12g

梗通草 2g   扁豆衣 10g   荷叶 1 方

四诊：9 月 8 日

伤寒已愈，诸恙均除，但觉胸宇不畅，纳食未甘，余邪逗留阳明，胃气不和，仲景所谓表解而里未和也。接予芳香舒气畅中。

藿香梗 8g   枳壳 8g   新会白 8g   黄郁金 8g

炒竹茹 2g   炒蒺藜 10g   赤茯苓 10g   梗通草 2g

白蔻仁 2g（后下）   生熟谷芽各 12g

第二节 咳 嗽

一、风邪恋肺

案 1　陈先生，9 月 7 日

昨投疏化清解身热已退，咳嗽咯痰较爽，胸宇不畅，头胀，脉转濡数，风邪留恋于肺，肺如华盖，宣化失司，接予清化上焦。

净蝉衣 3g	冬桑叶 8g	炒牛蒡 6g	嫩前胡 8g
薄橘红 8g	光杏仁 10g	浙贝母 10g	焦山栀皮 8g
冬瓜子 10g	净连翘 10g	炒竹茹 8g	

案 2 高小姐，11 月 15 日

咳嗽月余，喉痒牵掣胸痛，口干，脉滑。风邪久郁，肺肃无权，防其化热，治以清宣。

净蝉衣 1.5g	紫苏梗 8g	炒牛蒡 6g	橘红络各 8g
冬瓜子 10g	黄郁金 8g	光杏仁 10g	浙贝母 10g
胖大海 8g	炒竹茹 8g	带子丝瓜络 8g	

案 3 陈太太，11 月 15 日

咳嗽痰多，手臂酸楚，脉滑，舌苔黄腻。风痰郁于上焦，清肃之令失司，治以宣化涤痰舒络。

紫苏梗 8g	炙紫菀 8g	炒牛蒡 6g	冬瓜子 10g
海浮石 10g	薄橘红 8g	光杏仁 10g	浙贝母 10g
丝瓜络 8g	枳壳 8g	酒炒桑枝 10g	

二、痰热内恋

案 哈先生，1 月 2 日

喉痒已愈，时觉干燥，咳嗽痰稀，音哑不扬，脉濡，舌红。肺脏积弱，痰热内恋，再原旨缓缓调理。

霜桑叶 8g	炙紫菀 8g	嫩射干 8g	炙款冬 8g
川百合 6g	海浮石 10g	光杏仁 10g	浙贝母 10g
冬瓜子 10g	黄郁金 8g	生熟苡米各 10g	

三、阴虚内热

案 陆先生，10 月 30 日

夜寐盗汗，咳呛痰浊黏滞，咳吐不爽，脉滑，舌苔黄腻。阴虚之体，

内热易起，肺气不清，玄府不密，治以固表清肺。

绵芪片 6g	浮小麦 12g	碧桃干 10g	嫩柴胡 10g
光杏仁 10g	川浙贝各 6g	冬瓜子 10g	海蛤壳 12g
新会白 10g	枇杷叶 10g	地枯萝 10g（清炙，包）	

四、咳嗽带血

案 1 翁世兄

一诊：9 月 22 日

咳嗽半月余，咯痰不爽，带有血丝，胸膺掣痛，喉痒心悸，脉见间歇。肺气积弱，痰热内恋，阳络受损，先予清肺宁络。

南沙参 8g	光杏仁 10g	浙贝母 10g	海蛤壳 12g
冬瓜子 10g	新会白 8g	侧柏炭 8g	茜草炭 6g
山茶花 8g	枇杷叶 10g	地枯萝 10g	

二诊：9 月 26 日

痰红已止，咳呛咯吐不爽，头胀胸膺掣痛，便薄不畅，纳食减少，脉象濡软，仍有间歇。肺脏气机暗伤，微邪乘袭，再予清化黏痰。

南沙参 8g	净蝉蜕 3g	水炙桑叶 8g	嫩前胡 8g
光杏仁 10g	象贝母 10g	冬瓜子 10g	海蛤壳 12g
净连翘 10g	枳壳 8g	地枯萝 10g	

三诊：9 月 29 日

咳嗽已稀，痰仍黏滞，胸膺腰背时有掣痛，脉滑间歇三五不调。肺肾并亏，金水不能相生，接予清养顺气。

竹沥夏 6g	光杏仁 6g	浙贝母 10g	生薏苡仁 12g
海蛤壳 12g	炙款冬 8g	丝瓜络 8g	枳壳 6g
北沙参（黑米炒）8g		大麦冬（去心）8g	
金沸草（包）8g			

四诊：10 月 4 日

咳嗽已稀，痰仍黏滞，胸膺掣痛，胁酸，纳食减少。肺朝百脉而司治节，气阴不充，清肃无权，接予清养。

大麦冬 8g	冬桑叶 8g	化橘白 8g	光杏仁 10g
浙贝母 10g	枳壳 8g	炙款冬 8g	生薏苡仁 12g
长须谷芽 12g	北沙参（黑米炒）8g		金沸草（包）8g

五诊： 10 月 8 日

肺朝百脉而司治节，咳稀痰黏，头汗脉代，责之气阴两虚，腰疼胁酸，则金水不能相生之象，便薄食减，中气亦馁，再拟脾肺肾同治方。

冬虫夏草 8g	怀山药 8g	炒杜仲 10g	怀牛膝 8g
海蛤壳 12g	炙款冬 8g	橘白 8g	大麦冬（去心）8g
浮小麦 12g	长须谷芽 12g	生熟薏苡仁各 10g	

六诊： 10 月 14 日

培养三阴，腰痛减，咳痰尚爽，纳食不佳，胁软，胸宇时有掣痛，肺虚则气失清肃；脾虚则运化无力；肾虚则真阴不充也，再予前法出入。

光杏仁 8g	冬虫夏草 8g	炒续断 10g	怀牛膝 8g
炙款冬 8g	橘白络各 3g	炙鸡金 8g	生薏苡仁 10g
天麦冬（去心）各 8g		长须谷芽 12g	

案2 金先生

一诊： 5 月 25 日

咳嗽痰内夹有血丝，头晕胸闷，脉形濡数，舌苔黄腻中剥。肺脏蓄热阳络不固，治以清金宁络，缓缓调理。

侧柏炭 3g	仙鹤草 6g	炒池菊 6g	黛蛤散（包）6g
光杏仁 10g	象贝母 4g	海浮石 6g	黄郁金 8g
福泽泻 4g	白茅根 1 扎	藕节 2 枚	

二诊： 5 月 28 日

咳痰滑利，血丝已除，头晕胸闷亦减，肺受热灼，气阴必伤，拟前法加入清养之品。

破麦冬 8g	光杏仁 10g	川贝母 6g	天花粉 10g
海浮石 8g	川百合 10g	净橘络 3g	山茶花 8g
炙款冬花 8g	藕节炭 2 枚	黛蛤散（包）10g	

三诊： 5 月 31 日

咳喘咯痰滑利，血点已除，舌苔黄腻中剥。肺脏气阴两伤，痰热未尽，续予扶元清气，标本兼筹。

黛麦冬 8g	冬虫夏草 8g	制款冬花 8g	川百合 10g
海蛤壳 15g	天花粉 10g	光杏仁 10g	竹沥夏 8g
福橘络 8g	藕节炭 2 枚	北沙参（玄米炒）8g	

案 3 程君，7 月 1 日

咳嗽半月，痰中带红，头胀，脉象滑数。风湿时邪郁于肺脏，阳络受损，血乃外溢，治以清气涤痰宁络，毋使久延。

南沙参 8g	炒牛蒡 6g	嫩前胡 8g	茜草炭 6g
侧柏炭 8g	山茶花 8g	净连翘 10g	光杏仁 10g
象贝母 10g	枇杷叶 10g	藕节炭 2 枚	

案 4 瞿奶奶，5 月 29 日

迭经调理，精神渐增，纳食亦馨，腰酸心悸，俱告轻减，今晨痰中带红，阴阳二气并衰，续于培养。

炒冬术 8g	炒归身 8g	炒白芍 8g	熟女贞 10g
柏子仁 10g	炒杜仲 10g	抱茯神 12g	新会皮 8g
炒竹茹 8g	山茶花 6g	长须谷芽 12g	

案 5 何太太，11 月 11 日

今夏曾经咯红，右膺气滞不畅，晨起偶吐灰黑脓痰，大便不调，脉象濡滑，舌苔淡黄而腻。先予调气芳化，再进滋补。

| 藿香梗 8g | 白蒺藜 10g | 新会白 8g | 炒苡米 10g |
| 云茯苓 10g | 枳壳 8g | 炒竹茹 8g | 光杏仁 10g |

黄郁金 8g　　　　炒扁豆 10g　　　　香谷芽 10g

第三节　胃脘胀痛

案1　陈世兄，9 月 7 日

一诊：寒热之后，纳食难化，腹中觉胀，脉濡，苔根薄腻。暑湿余邪逗留中焦，胃失和降，肠失传导，接予芳化和中。

焦白术 8g　　　　藿香梗 8g　　　　炙鸡金 8g　　　　炒枳壳 8g

新会白 8g　　　　炒竹茹 8g　　　　大腹皮 10g　　　　荷梗 1 尺（去刺）

彩云曲 10g　　　　生熟谷芽各 10g　　白蔻衣 1.5g（后下）

二诊：9 月 8 日

时症已愈，纳食不消，腹内觉畅，偶时难化之物亦然，良由湿热伤人，蕴于中焦脾胃，运化功能未复也。接予和胃健脾。

焦白术 8g　　　　炙鸡金 6g　　　　枳实炭 8g　　　　炒香谷芽 12g

新会白 8g　　　　佩兰梗 8g　　　　炒竹茹 8g　　　　白茯苓 10g

彩云曲 10g　　　　荷梗去刺尺许　　缩砂仁 1.5g（后下）

三诊：9 月 9 日

胃司受纳，脾主消化，不食则饥，食入作胀，内经谓，脾主胃行其津液，此病在脾而不在胃也，脾恶湿，得于时症之后。治以芳化和中可也。

藿香梗 8g　　　　新会皮 8g　　　　炙鸡金 10g　　　　枳术丸（包）10g

彩云曲 10g　　　　炒竹茹 8g　　　　香谷芽 10g　　　　焦苡米 10g

大腹皮 10g　　　　佛手片 8g　　　　大砂仁 1.5g（杵，后下）

四诊：9 月 15 日

咳稀痰减，齿肿渐消，鼻衄，舌尖红，苔中后黄腻，昨日微有寒热风邪，湿火内郁，续予清泄。

省头草 8g　　　　嫩前胡 8g　　　　光杏仁 10g　　　　浙贝母 10g

冬瓜子10g　　净连翘10g　　炒条苓8g　　干芦根（去节，15g）

赤茯苓12g　　炒茅花8g　　炒薄荷1.5g（后入）

五诊：10月22日

感冒凉邪，肺气被郁，不能宣化，身热头痛，胸闷不舒，口干，舌苔薄白，脉浮数，昨有呕吐，胃中尚存湿浊，治以疏化。

苏梗叶各7g　　炒牛蒡6g　　光杏仁9g　　炒枳壳7g

新会白7g　　　冬桑叶7g　　炒竹茹7g　　彩云曲9g

赤茯苓9g　　　白蔻衣3g（后下）　　　　炒薄荷3g（后入）

案2　计大兄，9月4日

脘痛呕吐酸水均瘥，痞结未舒，纳呆作胀。脉形增数，舌苔腻，胃中湿热仍盛，失清降之能，本内经下行为顺之旨，拟方调理。

佩兰梗10g　　枳实炭8g　　竹茹8g　　　左金丸（包）1.2g

黄郁金10g　　瓜蒌仁10g　炒蒺藜10g　炙鸡金8g

赤苓12g　　　黑蔷薇花1.5g　白蔻仁1.5g（杵，后下）

案3　姚女士，9月7日

口干，胸闷，纳食腹胀，神疲力乏，脉象濡滑，肝气横逆于下，胃气郁滞于中，三焦升降之机蒙其影响，治以舒郁畅中。

佩兰梗6g　　　炒枳壳8g　　炒竹茹8g　　刺蒺藜10g

橘叶白各8g　　黄郁金6g　　川楝子8g　　路路通6g

沉香曲10g　　炙鸡金8g　　野蔷薇花1.5g

案4　姚老太太，9月30日

寒热之后，胸宇满闷，纳食呆钝，腹鸣胀痛，脉象濡缓，舌苔前腻，湿浊稽留，胃失和降，高年体弱，宜予芳化，宣畅三焦。

藿佩梗各6g　　炒枳壳8g　　新会皮8g　　炒竹茹8g

白蒺藜10g　　黄郁金6g　　煨木香3g　　大腹皮10g

炒谷芽12g　　赤茯苓12g　　白蔻仁1.5g（杵，后下）

案5 柳女士

一诊：9月24日

湿热浸淫，胸宇泛漾均除，头昏晕眩，纳食减少，神疲嗜寐，肢酸，脉细数，余湿停留，肝阳上扰，接予和胃柔肝。

绿豆衣 6g	白蒺藜 10g	炒池菊 8g	煅石决 12g
炒竹茹 8g	炒枳壳 8g	新会白 8g	彩云曲 10g
云茯苓 10g	焦苡米 12g	香谷芽 12g	

二诊：9月25日

叠予清化和中，胃纳增而不旺，口干唇燥，入夜身热，肢软神疲，脉细数，苔腻，湿热之邪最属缠绵，仍守原意。

藿佩梗各 8g	青蒿梗 8g	炒池菊 8g	净连翘 6g
炒牛蒡 6g	炒泽泻 10g	橘白 8g	全瓜蒌（切）12g
荷叶 1 方	长须谷芽 12g	枳壳 8g（竹茹 3g 同炒）	

案6 丁太太，1月3日

食入泛漾，胸宇觉痞，头晕，心悸，胸胁不畅，脉象濡细，肝血既亏，厥阳易逆，胃气又郁，湿热阻中，得之一年，防成反胃。

竹沥夏 6g	枳壳 8g	白蒺藜 10g	左金丸（包）1g
黄郁金 8g	新会白 8g	炒池菊 8g	云苓神各 10g
香橼皮 8g	玫瑰花 3 朵	盐水煮绿豆衣 10g	

案7 何太太，11月15日

能食艰化，腹内做胀，舌苔黄腻，胃失和降，脾乏健运，因而气机不利。治以芳香和中。

藿香梗 8g	炒枳壳 8g	广橘白 8g	炙鸡金 8g
焦苡仁 10g	炒泽泻 10g	炒竹茹 8g	白蒺藜 10g
香橼皮 8g	香谷芽 10g	白蔻衣 1.5g（后下）	

案8 刘老太太，8月24日

肝旺脾弱之体，气火易郁，运化不健，纳呆食少难化，嗳噫欲作，曾经便薄，口干少津，脉象虚弦，再拟平肝、理脾、养胃三方并治。

金石斛 8g　　　炒冬术 8g　　　炒怀山药 8g　　　扁豆衣 10g

云茯苓 10g　　　白蒺藜 10g　　　炒枳壳 8g　　　炒竹茹 8g

绿萼梅 1.5g　　　生炒苡仁 1.5g　　　生熟谷芽各 10g

案9　刘太太，8 月 20 日

舌苔白腻，脉象濡细而缓，脾阳不运，寒湿之邪中阻，决渎失职，胸闷纳呆，面浮肿，小溲短涩，皆一气为之也，再拟调气逐化。

制茅术 1.5g　　　制川朴 1.5g　　　炒枳壳 6g　　　仙半夏 6g

陈皮 8g　　　炒泽泻 10g　　　沉香曲 10g　　　淡姜皮 1g

槟榔皮各 8g　　　大砂仁 1.5g（杵，后下）　　　炒车前 10g（包煎）

案10　杨夫人，8 月 19 日

腹痛，自服油剂，通便而愈，但大便嫌频，腹内仍有隐痛，夜寐不熟，四肢酸软，脉滑食旺，此大肠滑而不固也，治以厚肠法。

煨肉果 8g　　　煨木香 1.5g　　　云茯苓 8g　　　扁豆衣 10g

炒枳壳 8g　　　新会皮 8g　　　炒谷芽 12g　　　大腹皮 10g

炙鸡金 8g　　　鲜藿香 8g　　　大砂仁 1.5g（杵，后下）

案11　张太太，1 月 2 日

头胀愈，寐较安，心糟纳食艰化，当脘觉痞，目黄带下，脉濡滑。肝胃不和，湿热中阻，续守原方。

白蒺藜 10g　　　炒枳壳 8g　　　新会皮 8g　　　黄郁金 6g

炒竹茹 8g　　　绵茵陈 8g　　　炒泽泻 10g　　　朱赤苓 10g

沉香曲 10g　　　佛手片 8g　　　白蔻仁 2g（后下）

案12　沈嫂夫人，8 月 18 日

寒热退后，肢软乏力，纳食乏味，口干饮水作胀，微有恶风，脉濡，舌苔黄腻，湿热逗留，湿重热轻，接予芳香泄化。

鲜藿香 10g　　　制川朴 1.5g　　　净连翘 10g　　　炒枳壳 8g

| 淡竹茹 8g | 建泽泻 10g | 赤苓 10g | 彩云曲 10g |
| 佛手片 8g | 生熟麦芽各 10g | 白蔻仁 1.5g（后下） | |

案 13　陈太太，7 月 8 日

年已望七，命火衰于下，而卫气不密则为形寒，脾阳固于中而健运无权，则为食减，脉沉细缓，即拟桂枝汤加味方，候正之。

清炙芪 10g	川桂枝 1g	炒白术 8g	云茯苓 10g
清炙草 1g	香谷芽 12g	新会白 8g	姜汁炒佛手片 8g
竹二茹 8g	炒大白芍 8g	白蔻衣 1.5g（后下）	

案 14　胡女士

一诊：8 月 20 日

脉濡滑，舌苔黄腻，胸闷痞结，头晕，纳食呆钝，四肢酸软，经事先期，暑湿内蕴，胃失和降，三焦气机亦为窒滞，暂予芳化畅中。

鲜藿香 8g	炒枳壳 8g	川朴花 1.5g	净连翘 8g
新会白 8g	黄郁金 6g	白蒺藜 10g	淡竹茹 8g
赤茯苓 12g	白蔻仁 1g（杵，后下）		嫩桑枝 12g（酒炒）

二诊：8 月 23 日

投芳化畅中，胸闷脘酸已减，偶因多食脘宇又痞，舌苔厚腻，脉濡，余湿未尽，脾胃运化不健，再予和胃健脾法。

鲜藿香 8g	新会皮 8g	川朴花 1.5g	炒竹茹 5g
白蒺藜 10g	彩云曲 10g	炙鸡金 8g	枳术丸 10g（包煎）
黄郁金 8g	丝瓜络 5g	白蔻仁 1.5g（杵，后下）	

案 15　孙嫂夫人，7 月 1 日

脘腹扰乱，不大便，泛漾作恶。身热得汗未解，头痛，脉濡滑数，舌苔黄腻，湿热食滞伤中，胃失和降，治以畅中。

| 紫苏梗 8g | 炒荆芥 8g | 鲜藿香 10g | 炒枳壳 8g |
| 炒竹茹 8g | 冬桑叶 8g | 净连翘 10g | 赤茯苓 10g |

佛手片 8g　　　　范志曲 10g　　　　白蔻仁 1.5g（杵，后下）

案 16　李夫人，8 月 18 日

胃病得之三四载，发时痞窒痛或轻或剧，腹胀，大便燥结，脉弦，苔腻，胃气以下行为顺，治以平胃畅中。

薤白头 8g　　　　枳实炭 8g　　　　白蒺藜 10g　　　瓜蒌仁 12g（杵）

黄郁金 10g　　　炒竹茹 8g　　　　沉香曲 10g　　　小茴香（炒）1.5g

白残花 3g　　　　细青皮 8g　　　　白蔻仁 1.5g（后下）

案 17　刘太太，8 月 18 日

胸脘痞结，口不渴，纳食呆钝，咳嗽，足跗虚浮，脉来濡细，舌苔白腻，湿浊中阻，脾阳受困三焦，气机不利，治以调气燥湿。

鲜藿香 10g　　　炒牛蒡 6g　　　　光杏仁 10g　　　制川朴 1.5g

仙半夏 8g　　　　新会皮 8g　　　　炒枳壳 8g　　　福泽泻 10g

焦苡米 12g　　　生熟谷芽各 12g　　杵砂仁 1.5g（后下）

案 18　曹太太

一诊：7 月 4 日

本有肝胃疼痛宿疾，今心嘈杂胀痛，泛吐酸水，头痛心悸，脉沉缓。寒中，中运失职，正所谓舍入还出是也，治以温蕴为主。

淡吴萸 1g　　　　仙半夏 6g　　　　新会皮 8g　　　枳实炭 8g

黄芩炭 5g　　　　炙鸡金 8g　　　　沉香曲 6g　　　抱茯神 10g

生姜 2 片　　　　香谷芽 12g　　　　大砂仁 1.5g（杵，后下）

二诊：7 月 7 日

仿仲景吴茱萸汤，温蕴降浊，泛吐酸水已止，中脘仍苦痞胀，头痛心悸，肺来沉缓，中土虚寒，失其干健之能，再拟出入，难求近功。

潞党参 8g　　　　淡吴萸 1g　　　　枳术丸 10g　　　新会皮 8g

仙半夏 8g　　　　白蒺藜 10g　　　缩砂仁 1.5g　　沉香曲 10g

抱茯神 12g　　　炒谷芽 12g　　　　生姜 2 片

案19 曹太太，9 月 13 日

肝胃宿疾复发，脘痛满腹攻痛，纳食呆钝，口不渴饮，头晕肢软，肝失条达，胃不和降，寒湿逗留，气机郁滞，治以温蕴畅中。

肉桂心 0.3g　　淡吴萸 0.4g　　川黄连（姜汁炒）0.3g

黄郁金 6g　　　绿豆衣 8g　　　白蒺藜 10g　　金铃子 8g

延胡索 8g　　　沉香曲 10g

案20 女性患者，57 岁

有十多年胃痛史，经常发作，不能多食，口干，饮水稍多亦胀痛，时吐黏痰，嗳气困难，大便秘结，舌质干绛，脉象细弦有力。诊断为肝血胃阴大伤，有转成关格的趋向，虽然中焦气滞兼有痰浊，不能再用香燥理气止痛。

生地黄 3g　　　石斛 5g　　　玉竹 5g　　　白芍 10g

瓜蒌 5g　　　　麻仁 8g　　　绿梅花 2g　　乌梅 5g

金橘饼 8g

调理半月后渐轻减。

第四节　浮　　肿

案1 男，28 岁

病浮肿 1 年，时轻时重，用过西药，也用过中药健脾、温肾、发汗、利尿法等，效果不明显。

会诊时，全身浮肿，腹大腰粗，小便短黄，脉象弦滑，舌质嫩红，苔薄白，没有脾肾阳虚的证候。进一步观察，腹大按之不坚，叩之不实，胸膈不闷，能食，食后不作胀，大便一天一次，很少矢气，说明水不在里而在肌表。因此，考虑到《金匮要略》上所说的"风水"和"皮水"，这两个证候都是水在肌表，但风水有外感风寒症状，皮水则否。所以不拟采用麻黄加术汤和越婢加术汤发汗，而用防己茯苓汤行气利尿。诚然，

皮水也可用发汗法，但久病已经用过发汗，不宜再伤卫气。

| 汉防己 15g | 生黄芪 15g | 带皮苓 15g | 桂枝 6g |
| 炙甘草 3g | 生姜 2g | 片红枣 3 枚 | |

案2　男，24 岁

头面四肢浮肿，反复发作，已经 2 年。近 1 年来中药治疗，健脾利尿，病情尚平稳。旋因肿势又起。

会诊：浮肿偏重上半身，尤其头面及胸部明显，伴见胸闷烦热、咳嗽，不能平卧，口渴食少，两手皮肤干燥如泡碱水，小便短黄，脉象沉弦而数，舌净质淡。根据《内经》所说"上肿曰风，足胫肿曰水"，似属"风水"，但没有外感症状，脉亦不浮而反沉。据患者自觉先由中脘满闷开始，逐渐胸痞、气短、咳嗽，说明"诸湿肿满，皆属于脾"，病根仍在中焦。水气上逆，肺气窒塞，郁而为热，清肃之令不行，津液不能输布。病在于中，可用燥湿利尿，令逆于上，应结合宣肺顺气，以越婢汤加减。

| 炙麻黄 3g | 光杏仁 9g | 紫苏 4.5g | 生石膏 24g |
| 赤苓 12g | 通草 3g | | |

这里用麻黄开肺，不欲其发汗，故剂量较轻；佐以紫苏辛香入肺脾两经，既能宣化上焦，又走中焦，祛湿浊；再以石膏、杏仁结合麻黄宣肺顺气，清热除烦；赤苓、通草淡渗利尿。

案3　永钊弟，7月1日

一诊：坐卧湿地，足胫肿浮酸重继增，面浮湿痕，脉滑苔腻。上肿曰风，下肿曰水，风水泛滥，浸淫肌腠，治以开鬼门，洁净府。

紫背浮萍 3g	青防风 8g	苍术皮 3g	汉防己 6g
大腹皮 10g	福泽泻 10g	带皮苓 12g	焦薏苡仁 12g
淡姜皮 3g	西秦艽（酒炒）6g		嫩桑枝 12g

二诊：7月6日

面部浮肿渐消，足跗未退，行走觉酸，风为轻邪中于上，湿为浊邪中于下，浸渍肌内，经络塞滞，脉濡滑，即拟鸡鸣散治之。

香紫苏 8g	苦桔梗 3g	陈广皮 8g	淡吴茱萸 3g
陈木瓜 8g	汉防己 6g	淡姜皮 3g	大腹子皮各 10g
焦薏苡仁 10g	炒泽泻 10g		

案 4　章君

一诊：10 月 9 日

足跗浮肿，面色㿠白，盗汗，肢软力乏，咳嗽，肺脾两虚之候，已延半载有余，脉来浮大不与症合。暂拟扶脾理湿，顺气固表，勿轻视之。

炒白术 8g	茯苓 12g	焦薏苡仁 12g	新会白 8g
泽泻 10g	法半夏 8g	浮小麦 12g	炙远志 3g
光杏仁 10g	炙款冬 8g	长须谷芽 12g	

二诊：10 月 11 日

肺主皮毛而司治节，脾掌生化而恶湿浊，肺脾两虚则多汗肢软，咳嗽痰多，跗肿，面色不华，脉象浮大。病非经调，治以清肺固表、扶脾化浊为法。

绵芪皮 8g	浮小麦 12g	碧桃干 6g	嫩前胡 8g
光杏仁 10g	竹沥夏 8g	生薏苡仁 10g	云茯苓 10g
丝瓜络 8g	长须谷芽 12g	冬瓜子皮各 10g	

案 5　姜世兄

一诊：9 月 25 日

心阳不及，浊阴易于上潜，脾湿不能运化，足跗浮肿虽消，仍苦酸软麻木，脉迟无力，苔腻面白。治以益火健中以蠲阴霾。

土炒白术 10g	熟附片 8g	炒桂枝 3g	云茯苓 15g
川断 10g	怀牛膝 10g	陈木瓜 8g	杜赤豆 15g
冬瓜子 10g	焦薏苡仁 12g	丝瓜络 8g	

二诊：10 月 15 日

下元阳衰不能温养，中焦湿浊不化，浸渍肌肉则为浮肿，肿退而步履蹒跚，痿弱无力者，肾主骨，肾气未能充实也，脉缓。仿金匮肾气丸。

熟附片 8g	肉桂心 3g	鹿角霜 5g	大熟地黄 12g
山萸肉 8g	云茯苓 12g	补骨脂 8g	川断肉 10g
陈木瓜 8g	炒薏苡仁 12g		

健步虎潜丸（现称健步壮骨丸，温水冲服）8g

三诊：10 月 29 日

下元为水火之源，守都之神，二气并亏生气不振，足肿之后萎弱力乏，更兼腰疼、目视糊涂，脉象濡缓。再拟阴阳并补。

大熟地黄 12g	炒当归 10g	山萸肉 8g	熟附片 6g
肉桂心 3g	补骨脂 10g	川断肉 10g	陈木瓜 10g
怀牛膝 10g	炒薏苡仁 10g	虎胫骨（炙，狗骨代）8g	

案6 女，54 岁

因浴后受凉，下肢发现浮肿；又因家务劳累，逐渐加重。

会诊时，病已 9 个月，全身浮肿，按之有坑，手麻，心慌，口干引饮，腹中知饥，食量比平时增加，小便量多色清，大便日行，脉象弦大而数，舌光红有裂纹，面色萎黄不泽。根据以上虚实夹杂症状，首先从脾虚不能化湿考虑，《内经》所谓"诸湿肿满，皆属于脾"。但是除了面色萎黄、手麻、心悸为脾虚生化不及的现象外，口渴能饮，腹饥量增，小便清长，均不符合于湿阻。相反在脉舌方面，表现为脾胃津液极虚。为此，依据华岫云所说："脾阳不足，胃有寒湿，一脏一腑皆宜于湿燥升运者，自当恪遵东垣之法；若脾阳不亏，胃有燥火，则当遵叶氏养胃之法。"用了益胃生津为主的方剂。

石斛 12g	沙参 12g	花粉 12g	白芍 12g
山药 2.4g	黄芪皮 9g	冬白术 9g	生薏苡仁 15g
赤豆 30g			

3 剂后，浮肿渐退；6 剂后，舌红亦淡，布生薄苔。这是一个比较特殊的病例。

第五节 疼 痛

一、头痛

案1 一中年男患者

一诊：经常头痛，恼怒即发，感冒亦发，服辛散轻剂便止，但反复发作，深以为苦。诊其脉沉弦带数，舌质边尖稍红，性情急躁，夜寐不安。据述在头痛、心烦、失眠时候，饮白酒少许亦能缓解。

诊断为肝经郁火，恼怒则火升故痛，感风则火不得泄亦痛。稍与辛散或饮白酒少许而减轻者，因火有发越的机会，但治标不治本，所以不能根除，拟方用白芍、柴胡、薄荷、牡丹皮、山栀、黄芪、青黛、绿梅花、枳实、生甘草，从肝经血分透泄伏火。

二诊：5剂后，头痛减，睡眠渐熟。继服5剂，隔两月未见头痛复发。

案2 男性患者，53岁

经西医院检查血压偏高外无其他病证。切其脉象濡缓，舌苔薄白而不腻。询知头痛不剧，但觉昏沉不舒，见风更甚，纳食呆钝，怕进油腻，腰背时觉酸困。据此诊断为肾阳不足，脾运不健，清阳不能上升所致，用真武汤加味，处方：附子、白术、茯苓、白芍、枸杞、细辛、天麻、陈皮、生姜。服后渐安。

案3 一男，年近七旬

突然头痛如裂，张目便晕眩欲倒，胸中烦闷，呼吸短促，脉象浮大而数。因患者平素多痰，阅前方多用平肝化痰、辛凉清泻，已经5日，不见轻减。病非外感风温，又无发热，脉不相符。明属肾阴不足，肝阳化风上扰。呼吸气促亦由肾气不纳，不同于痰喘。应属下虚上实之候，即拟滋阴潜镇法，用生地黄、麦冬、龟甲、阿胶、白芍、牡丹皮、钩藤、珍珠母，另用羚羊角3g煎冲。

2剂后逐渐轻减。调之半月始愈。

案4　高奶奶，1月3日

形寒胸闷烦热，头痛、骨节酸楚，脉濡数，舌苔白腻，风邪挟湿中阻，治以疏化。

藿苏梗各8g	炒防风8g	冬桑叶8g	枳壳8g
炒牛蒡6g	新会皮8g	白蒺藜10g	黄郁金8g
赤茯苓10g	酒炒秦艽6g	丝瓜络8g	

案5　欧阳女士，9月11日

身热午后较高，头痛稍减，胸宇不畅，脉来弦数，右手见动风热，内热肝火上升，再拟辛凉，宣表清降平肝。

冬桑叶8g	青蒿梗8g	杭菊花8g	蔓荆子8g
白蒺藜10g	净连翘10g	煅石决12g	枳壳8g
光杏仁10g	荷叶1方	炒薄荷3g（后入）	

案6　胡夫人，1月2日

寒热头痛，腰背酸楚，咳嗽、口干，脉濡滑数，风邪湿热交郁，适值经行，治以清疏。

冬桑叶8g	炒杭菊8g	炒荆芥8g	炒牛蒡6g
光杏仁10g	浙贝母10g	焦栀皮8g	枳壳8g
橘叶白各8g	炒竹茹8g	丝瓜络8g	

案7　应右，9月28日

肝火内热交郁，阴分暗伤，䐜时发热，气上撞心，自觉头热，咳呛随之，脉来细滑，已延多日，再拟养阴而平气火。

细生地10g	炒池菊8g	炒竹茹8g	连心翘10g
炒石决15g	光杏仁12g	银花炭10g	夏枯花8g
枳壳8g	炒黄芩8g	橘叶白各6g	

二、偏头痛

案1　女，成年

素有偏头痛、高血压和胃痛。感冒第二天，身热不扬，但自觉皮肤燥热，背部凛寒，头痛，目重，烦闷，时有嗳噫恶心，大便两日未行。脉细滑数，舌苔薄黄。

审为肝阳上扰，风邪外束，胃气不和。

桑叶 4.5g	菊花 4.5g	白蒺藜 9g	蔓荆子 4.5g
钩藤 9g	枳实 4.5g	竹茹 4.5g	薄荷 3g（后下）

这是标本兼顾治法，如果专用疏散，势必煽动肝阳，头痛加剧，过于清热，又会影响胃气，引起疼痛，故用微辛微凉清泄，佐以和中。

案2　女性，35岁

体力尚健，患头痛六载，偏在两太阳，遇工作紧张更剧，夏季亦较严重，睡眠多梦，脉象弦滑，饮食、二便、月经均正常。

诊为肝阳上亢，即用桑叶、菊花、白芍、白蒺藜、钩藤、竹茹、牡蛎、蔓荆子、荷蒂等。

服4剂来复诊，头脑清醒，只在日中阳盛之时稍感不舒。是几年来效果最好的。

案3　姜夫人，9月22日

头痛偏在两侧，咳嗽咯痰不爽，胸间气闷，口腻苔黄，脉象濡数，肌肤湿瘰丛生，风痰郁肺，湿热恋胃，治以清疏宣化。

冬桑叶 8g	净蝉衣 3g	炒牛蒡 6g	嫩前胡 6g
光杏仁 10g	浙贝母 10g	橘红 8g	竹沥夏 6g
冬瓜子 6g	枳壳 8g	赤苓 12g	

三、胸胁痛

案1　李君，5月27日

一诊：胸闷隐痛，气短促，咳嗽，纳食减少，脉滑。努力伤气，风邪乘肺，宣化无权，法以清疏上焦为先。

净蝉蜕3g	橘络红各8g	炒牛子6g	光杏仁10g
浙贝母10g	黄郁金10g	枳壳8g	淡竹茹8g
薏苡仁10g	冬瓜子10g	炒谷芽10g	

二诊：5月28日

努力伤气，络道不利，胸闷隐痛，牵及两胁，咳嗽较稀，纳食减少，内伤之症，治以舒气和络为先。

当归须8g	白蒺藜10g	枳壳8g	橘叶络各8g
黄郁金5g	光杏仁10g	浙贝母10g	冬瓜子10g
生薏苡仁10g	丝瓜络10g（炙乳没各3g同拌）		

三诊：5月30日

两胁掣痛已愈，胸宇未畅，呼吸隐痛，纳食不旺，脉象细。努力伤气，久则入络，再予调气和中。

当归须8g	橘叶络各8g	枳壳8g	白蒺藜10g
路路通6g	香谷芽10g	炒竹茹8g	黄郁金8g
炙乳没各3g	丝瓜络8g	白蔻衣3g（后下）	

四诊：6月1日

投舒气和络，两胁掣痛已减，胸宇未宽，得于努力伤气，久则入络，仍宗前法出入。

当归须6g	真新绛3g	橘叶络各8g	黄郁金6g
枳壳8g	路路通8g	光杏仁10g	丝瓜络8g
生薏苡仁10g	炙乳香3g	炙没药3g	

五诊：6月2日

胁痛胸痛均愈，当晚又觉胀痞，纳食减少，脉濡。劳伤中气，清阳不振，续予调中。

焦白术8g	云茯苓10g	枳壳8g	白蒺藜10g
橘皮络各8g	黄郁金8g	炒竹茹8g	路路通6g

白蔻衣3g（后下）

四、脊背痛

案1 女性患者，二十多岁

体质素强，因坐水泥地，腰部觉凉，其力稍感酸痛。逐渐向上发展，两三天后整个背部板滞不舒，一星期后又觉下肢行走沉重。经过治疗两个多月，用三痹汤加减，并狗皮膏药外贴，效果不显。认为过去治法亦甚恰当，不能收到效果的原因，或许由于早期用风寒药太少，后来又因久病而偏于温补，致使寒邪凝滞经络，不能解散。

处方：熟地黄、鹿角胶、麻黄、羌独活、细辛从肾脏来透发足少阴、太阳的寒邪，佐以杜仲、狗脊、续断等。

5剂后背部得微汗，仍持原意，半月后遂见好转。

案2 杨先生，10月17日

一诊：背脊疼痛，微有凛寒，不耐多立多坐，脉滑，苔黄腻、质碎裂。少阴之脉循脊，太阳之经夹脊而行，脏器不盛，寒邪乘袭。

治以温化和络。

炒桂枝3g	白芍8g	当归8g	炒杜仲10g
络石藤6g	丝瓜络10g	桑寄生8g	新会皮8g
云茯苓10g	炒薏苡仁10g	金毛脊（炙）10g	

二诊：10月19日

少阴属脊，其脉循脊，太阳属寒水，其经循脊，肾气内怯，寒邪乘袭则为背脊酸疼，恶寒不能自主，前方颇合病机，再拟进步。

川羌活1g	川桂枝3g	炒白芍8g	炒杜仲6g
续断6g	桑寄生10g	络石藤8g	丝瓜络8g
云茯苓10g	橘红8g	金毛脊（包）10g	

三诊：10月21日

益肾气疏太阳，腰脊疼痛已减，恶寒已撤，背部偏右经络不舒，头晕，脉滑数。余邪留恋再予疏泄。

川羌活3g	炒防风8g	冬桑叶8g	桑寄生10g
丝瓜络8g	络石藤6g	炒杜仲10g	焦薏苡仁12g
云茯苓10g	枳壳8g	橘白8g	

四诊：10月23日

背部偏右酸痛似在经络之间，口中觉燥，小溲浑黄，脉滑，苔腻。内邪袭于太阳之经，肾气亦伤。治以祛风宣络而实少阴。

桑寄生10g	丝瓜络8g	炒杜仲10g	续断10g
炒泽泻10g	新会白8g	忍冬藤10g	络石藤6g
焦薏苡仁10g	云茯苓10g	西秦艽（酒炒）6g	

五、腰痛

案 男性患者

劳动后忽觉腰部酸痛，逐渐转侧俯仰困难，开始以为扭伤，用推拿无效，转觉形寒，兼有低热。按脉象浮数，依据太阳经受寒治疗，用羌活、桂枝、防风、小茴香、川芎、丝瓜络、葱白等。一剂得微汗，再剂即疼痛消失。

六、四肢痛

案1 一患者

四肢肌肉关节尽痛。曾用不少风湿药治疗无效。手腕骨节且渐变形。当予养血活络。一面用四物汤加味，一面服大活络丹。

患者服大活络丹后半小时，即觉四肢有气上下窜动，1小时后逐渐安定。连服半个月，每次如此。为了有意识地观察，改用小活络丹，则无此现象。

临床中，患者服用药后的反应也应密切关注，积累经验与阅历。

案2 一男性患者

下肢疼痛，兼有麻木寒凉感，曾服通经活络方结合针灸治疗，一年多不见效果，夏季亦不减轻。切其脉沉细无力，腰脊酸困，小便较频，舌苔薄白，舌尖嫩红。

诊断为肝血肾阴两亏，不能濡养筋骨。

用虎潜丸（现名壮骨丸，熟地黄、龟甲、白芍、锁阳、虎骨、牛膝、当归、干姜、知母、黄柏、陈皮、羊肉，其中虎骨用代用品），每次9g，1日2次，淡盐汤送服。

1月后逐渐痊愈。

案3 患者

下肢疼痛，入夜足胫觉热，睡时常欲伸出被外，曾作风湿处理，针药兼施无效。

按脉象细涩，小便黄赤，因而按阴虚湿热下注治疗。

处方用：生地黄、黄柏、知母、牛膝、草薢、蚕沙、木防己、五加皮、赤茯苓。

10剂渐瘥。

【按】如果四肢疼痛，游走无定，特别表现在关节处红肿剧痛，手指屈伸不利，为"历节风"证，系行痹中的一种证候。则用：桂枝、赤芍、秦艽、知母、桑枝、忍冬藤、威灵仙等。内热重者酌加石膏；有寒热者加防风，取得良好效果。

案4 鹏太太，11月11日

苔腻中剥，手臂酸疼，不能举重，脉象濡细而滑，姑予调理俾进一方，候正。

藿香梗8g	枳壳8g	炒竹茹8g	橘白络各8g
忍冬藤10g	丝瓜络8g	云茯苓10g	生苡仁10g
梗通草1.5g	北秫米10g	宋半夏8g	

第六节 眩 晕

案 1 夏先生，9 月 7 日

《素问》论"诸风掉眩，皆属于肝"，论不得卧，曰阳满不得入于阴，今按痰湿素盛，厥阳时升，肝胃两经交相为病，即用内经方参入柔剂。

北秫米 10g（包）　仙半夏 8g　　抱茯神 12g　　绿豆衣 10g

先煎嫩钩钩 10g　炒竹茹 8g　　新会白 8g　　冬瓜子 10g

玳瑁片 6g　　　青龙齿 15g（先煎）　　　　煅石决 15g（先煎）

案 2 谢小姐，10 月 15 日

一诊： 肌肤湿气作痒，入夜掌心灼热，头眩腹痛，纳食呆钝，腑行燥结，舌苔中剥，脉象濡数，面色不华，真阴不充，湿热内恋。

治以清化余热为先方，候正。

干首乌 6g　　　熟女贞 10g　　嫩白薇 10g　　地骨皮 8g

净连翘 10g　　竹茹 8g　　　云茯苓 10g　　焦薏苡仁 10g

橘叶白各 8g　　白蒺藜 10g　　香谷芽 12g

二诊： 10 月 18 日

肌肤掌心灼热，起伏无常，头晕，腹痛，大便燥结，口干，遍体作痒，脉细濡数，舌苔中剥。阴虚湿热内恋，续予坚阴清化。

鲜首乌 6g　　　银柴胡 8g　　嫩白薇 10g　　冬青子 10g

地骨皮 8g　　　净连翘 10g　　京赤芍 6g　　炒竹茹 8g

炒池菊 8g　　　绿豆衣 10g　　瓜蒌子皮各 10g

三诊： 10 月 21 日

头眩已轻，掌心灼热未清，腹痛，大便燥坚，昨起微有咳呛，纳食呆减，脉来濡细而数。阴虚则生内热，正值发育年龄，再予坚阴清解。

生白芍 6g　　　冬青子 10g　　地骨皮 8g　　银柴胡 6g

| 嫩白薇 10g | 炒池菊 6g | 川楝子 8g | 光杏仁 10g |
| 象贝母 10g | 瓜蒌仁 10g | 野蔷薇花 3g | |

四诊：10月25日

坚阴清营，头眩、咳呛腹痛均愈，纳食渐增，掌心发热亦减。脉象细数，舌苔中剥。正当发育之年，再拟前法出入调理。

京赤芍 10g	银柴胡 3g	嫩白薇 10g	制木香 10g
地骨皮 8g	炒池菊 8g	全瓜蒌 12g	光杏仁 10g
净连翘 10g	金铃子 8g	野蔷薇花 3g	

五诊：10月31日

入夜掌心灼热，头眩，舌苔中剥，口臭，脉细滑数。正值发育年龄，荣阴不足，虚火内燔，《内经》所谓阴虚则生内热也。

再予坚阴清热。

生鳖甲 12g	生白芍 10g	银柴胡 8g	嫩白薇 10g
冬青子 10g	地骨皮 8g	白蒺藜 10g	炒池菊 8g
淡竹茹 8g	夏枯花 8g	煅石决 15g（先煎）	

案3 金太太，1月3日

营血不足之体，肝阳虚火上扰，齿浮，口燥，目糊，脉象细滑而数，时有黏涎，拟玉女煎法候正。

细生地 10g	生石膏 12g	怀牛膝 10g	原金斛 10g
抱茯神 10g	池菊炭 8g	枳壳 8g	绿萼梅 1.5g
青盐陈皮 1.5g	水炙竹茹 8g	左牡蛎 15g（先煎）	

案4 夏奶奶，10月27日

肝体不足，肝用有余，厥阳化风上巅顶，《内经》所谓"诸风掉眩，皆属于肝"也，昨投柔润之剂，痛晕眩均减，纳食较增。再宗出入。

稽豆衣 8g	炒池菊 8g	白蒺藜 10g	煅石决 12g（先煎）
抱茯神 12g	炒枳壳 8g	炒竹茹 8g	橘叶白各 8g
香谷芽 12g	玫瑰花 3朵	玳瑁片 8g（先煎）	

案 5 宋女士，9 月 24 日

头晕，胸宇嘈杂，神疲，纳食呆钝泛酸，涩甘，大便挟血，脉来濡细而数。阴虚肝阳，湿热内蕴，治以平肝和胃方。

白蒺藜 10g	炒池菊 8g	炒竹茹 8g	左金丸（包）1.5g
新会白 8g	地榆炭 8g	香谷芽 12g	煅石决 12g（先煎）
炒枳壳 6g	槐花炭 8g	白蔻衣 1.5g（后下）	

案 6 叶夫人，1 月 3 日

肝肾阴亏，气火易浮，投清养之剂，头晕耳鸣心悸、口干渐瘥，近又咳呛，再拟前法重用肃肺。

川石斛 10g	天花粉 10g	炒池菊 8g	冬桑叶（水炙）8g
绿豆衣 8g	白蒺藜 10g	光杏仁 10g	浙贝母 10g
生石决 15g	冬瓜子 10g	绿萼梅 1.5g	

第七节 下　　痢

案 1 应君，9 月 7 日

太阳病下痢清谷，先温其里，痢止再改其表，此为仲景三百九十七法之一，今表证亦罢，但觉头晕，胃酸稍有泛漾，脉不浮而数，续予芳化和中。

冬桑叶 8g	藿香梗 8g	炒枳壳 8g	新会白 8g
白蔻仁 1.5g	炒竹茹 8g	扁豆衣 10g	大腹皮 10g
赤茯苓 10g	丝瓜络 8g	炒香谷芽 12g	

案 2 刘先生，10 月 10 日

痢下赤色黏秽腹痛，里急后重，多汗凛寒，脉象弦滑，胃为水谷之海，肠属传导之府，积滞内蕴，运化失职，再拟升清降浊，调气和荣。

煨葛根 8g	赤白芍各 8g	条芩炭 8g	藿香梗 8g
煨木香 8g	花槟榔 8g	新会皮 8g	焦楂炭 6g

谷麦芽各10g　　　荠菜花8g　　　枳实导滞丸10g（包煎）

案3　男，41岁

18岁时曾患痢疾，3年后复发一次（当时检验为阿米巴痢疾）。近几年来，于春夏尤其是夏秋之交常有腹泻，发作时服合霉素数天即止，因而成为常规。但腹泻虽止，腹内作胀，频转矢气，总之不舒服。平日早上7时左右，先觉肠鸣腹痛，随即便下溏粪，有时早餐后亦有一次。伴见口苦、口臭、口干不欲饮、恶心、小便黄、疲劳感等。脉象滑数，舌苔白腻。

诊断为脾胃薄弱，湿热内阻，清浊升降失司。并认为病虽经久，治疗不在止泻而在清利，湿热能除，则肠胃自复正常，其他症状也可随着消失。

| 葛根 | 黄芩 | 黄连 | 藿香 | 防风 |
| 厚朴 | 陈皮 | 枳壳 | 神曲 | |

两剂后，大便成形，腹痛肠鸣消失，口臭渐减。复诊，去黄芩加薏苡仁。

案4　孟太太，5月25日

腹痛，下绿色黏冻，杂有燥屎，纳多艰化，骨节酸疼，脉象细弦。肝旺脾弱，传化失职已一载，再拟通涩合剂。

潞党参10g	炒白芍8g	土炒当归6g	煨木香6g
枳实炭8g	焦查炭10g	赤石脂10g	御米壳5g
细青皮3g	扁豆衣10g	生熟谷芽各10g	

案5　庄少奶奶，9月4日

先下赤痢，痢未痊愈，既而经事又临，纳食呆钝，脘酸腹疼，脉滑数，舌苔黄腻。暑湿内蕴，胃肠不清，治以清化和营。

| 荆芥炭8g | 赤白芍各8g | 藿香梗6g | 香连丸包1.5g |
| 炒枳壳6g | 炒竹茹8g | 条芩炭8g | 地榆炭8g |

焦楂炭 10g　　　　荠菜花炭 8g　　　谷麦芽各 10g

案 6　林太太，11 月 11 日

便溏两月，挟有黏冻，形肉瘦削，精神不振，脉象沉濡带滑，中气受伤积内郁，再拟泄化和中。

肉桂心 0.3g　　　炒白术 8g　　　　云茯苓 12g　　　炒扁豆 10g

炒当归 8g　　　　大腹皮 10g　　　煨木香 1.5g　　　炒枳壳 8g

新会皮 8g　　　　藿香梗 8g　　　　焦苡仁 10g

第八节　腹　　痛

一、肝胃不和

案 1　孔大兄，5 月 25 日

一诊：腹痛时作，胸闷，小溲短黄，脉象细弦，肝气内郁，肠欠舒畅，得之已久，拟调气和中，佐以辛酸甘苦复方。

炒蒺藜 8g　　　　青陈皮各 8g　　　广木香 3g　　　　枳壳 8g

黄郁金 8g　　　　炒竹茹 8g　　　　川楝子 8g　　　　白蔻衣 3g（后下）

云茯苓 10g　　　沉香曲 10g　　　乌梅丸（包煎）10g

二诊：5 月 27 日

腹痛已止，时有肠鸣，胸闷，口干，大便不实，小溲短黄，气火湿热交郁，肝胃不和，脉象细弦，再宗效方出入。

炒蒺藜 10g　　　炒枳壳 8g　　　　新会皮 8g　　　　黄郁金 8g

炒竹茹 8g　　　　赤茯苓 10g　　　焦蒌皮 10g　　　梗通草 3g

香谷芽 10g　　　白蔻衣 3g（后下）　　　　　　　　乌梅丸 8g（包煎）

三诊：5 月 30 日

腹痛时作即便如厕，痛处偏于右腹，口干，饮少，食呆，溲短，脉象细弦。肝胃不和，气机内郁，治以调肝和胃。

安桂心 3g	当归 8g	大腹皮 10g	广木香 3g
白蒺藜 10g	新会皮 8g	枳壳 8g	云茯苓 10g
生熟谷芽各 10g	小茴香（炒）3g		

四诊：6月1日

腹痛较前轻减，大便不爽，小溲短赤，脉象细弦，左脉尤动劲，肝木偏旺，脾受克贼，再予调肝为主，和中佐之。

安桂心 3g	全当归 8g	金铃子 8g	白蒺藜 10g
枳壳 8g	橘叶络各 8g	路路通 10g	丝瓜络 8g
赤茯苓 12g	玫瑰花 3朵	煅石决明 15g（先煎）	

案2 姚奶奶，10月24日

腹痛绵绵已经七八日，纳食脾滞，脉象弦滑。此肝气内郁也，肝为将军之官，其气条达，常用疏泄，暂拟理气调中。

白蒺藜 10g	炒枳壳 9g	橘叶白各 8g	延胡索 3g
金铃子 8g	紫苏梗 8g	炒竹茹 8g	云茯苓 10g
香谷芽 12g	代代花 1.5g	白蔻衣 1.5g（后下）	

二、积热腹痛

案 中年患者

腹痛时缓时急，自觉内热甚重，但无烦渴现象，大便干燥，隔日一行，脉滑有力。忆朱丹溪曾说"腹中常觉有热而痛，此为积热，宜调胃承气汤"，即用炒大黄 4.5g，生甘草 3g，玄明粉 3g（冲），加入木香 2.4g、黄连 1.5g。

调气清热。连服 3 剂，腑通畅，痛随消失。

三、绕脐腹痛

案 患者

一患者腹痛绕脐已近两年，阅以前药方，多因病史较长，痛不剧烈，少食作胀，认为脾肾阳虚，投桂附八味和理中一类。

诊其脉沉弦有力，舌苔白滑。询之无形寒怕冷，除大便窘迫，夹有黏沫，下时不爽外，亦无其他痛苦。因此诊断为小肠受寒，当以温通。处方：肉桂、川椒、干姜、枳实、山楂、木香、大腹子。两剂后腹痛反剧，肠鸣，泻下黏秽粪便甚多，遂获痊愈。

四、寒疝痛

治疗寒疝方：脐腹痛中有腹部凹凸有形，拒按手不能近，甚则蜷卧汗出，手足厥冷，《金匮要略》称为"寒疝"，用大乌头煎（乌头、蜜）。乌头辛热有毒，多服能使如醉状。用大建中汤（川椒、干姜、人参）和椒桂汤（川椒、桂枝、小茴香、高良姜、吴茱萸、柴胡、青陈皮）加减，效果亦佳。

五、腹痛调养

案 邰女士，9 月 30 日

脘痛已愈，少腹隐疼亦微，食能增，脉来细弱。肝血不足，脾气亦虚，接予调养方。

制首乌 6g	白归身 6g	炒白芍 8g	潼白蒺藜各 10g
怀山药 10g	川楝子 8g	橘叶白各 3g	炒杜仲 10g
炒于术 8g	玫瑰花 3 朵	长须谷芽 10g	

第九节 腹　泻

一、脾虚湿重

案 1 男，42 岁

一诊：曾患腹泻半年，每天 4～7 次，多黏液便。去年又便溏，一天

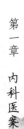

6~7次，经西医治疗有好转（诊断为肠痉挛，用可的松）。目前每至天明必泻，食后亦泻，泻前肠鸣腹胀，绕脐作痛，矢气甚多，泻下溏粪，无里急后重感。伴见纳食呆钝，口唇干燥，手足心热，小便有气味。脉象濡滑，右手独大；舌苔浮黄厚腻。曾服四神丸、参苓白术散和单味海参等，似有小效，并不明显。经考虑后，认为脾虚中气不振，湿浊极重，张景岳所谓"水反为湿，谷反为滞"。不宜单纯补脾，亦不宜温肾固肠。处方用藿香、苍白术、厚朴、砂仁、木香、乌药、枳壳、神曲、煨姜调气逐湿，稍佐葛根、黄连升清和胃。

二诊： 3剂后，大便次数不减，但俱能成形，为近年来所少有。因脉舌无变化，仍守原意。

三诊： 每天仅在早晚前后便溏两次，食欲稍增，肝脾部位偶有胀痛，舌苔化而未净。接予升阳益胃汤调理。方内黄芪本为主药，因毕竟湿重，且多胀气，暂时不用。

处方： 党参、苍白术、葛根、厚朴、柴胡、黄连、半夏、木香、青陈皮、泽泻。

案2 男，41岁

一诊： 每日腹泻，有时失禁遗裤。初为水泻，一天二十多次，近变为鹜溏，一天4~7次不等。便前肠鸣辘辘，无腹痛感，纳食尚佳。脉细带弦，舌质红，舌苔黄白厚腻。诊断为脾阳不运而湿不化，直趋大肠为泻，泻久伤阴，阴虚生热，且现水不涵木现象。治法仍宜温养中焦为主，稍佐升清，如果因舌红而用苦寒，势必脾阳更伤而下陷。处方：党参、黄芪、山药、诃子、炮姜、炙甘草、红枣、葛根、升麻。

二诊： 服4剂后，苔腻化薄，舌质不红，肠鸣减少，原方去升麻、葛根，加补骨脂。

三诊： 又服8剂，自觉周身有力，粪便转厚，但一天仍有4~5次，接用附子理中合赤石脂禹余粮汤复方。

案3 男，39岁

便溏，每天1~3次，脘腹胀满隐痛，嗳气，口干引饮，但饮冷即感不适，小便黄。脉象滑数，舌苔花剥。病已数月，湿热恋胃，影响及肠。治以清化为主，处方：黄连、半夏、藿香、枳壳、陈皮、竹茹、木香、大腹皮、赤苓。

案4 沈太太，10月11日

一诊：脾虚不能运湿，湿困中州，阳不鼓舞，大便或溏或稀，腹鸣或隐痛，胕酸无力，口不渴饮，脉濡，苔白。张机所称，太阴病者是也，即拟理中汤加减。候正。

土白术6g	云茯苓12g	炮姜炭3g	煨肉果8g
扁豆衣10g	大腹皮10g	炙甘草3g	新会皮8g
山药8g	藿香梗8g	炒香谷芽12g	

二诊：10月13日

投理中汤，大便溏薄颇畅，腹内能和，微有心烦，口干，肢软力乏，脾虚不运，大肠滑脱，得之数月，再予前法掺以止涩。

土白术6g	云茯苓10g	怀山药6g	肉果8g
罂粟壳8g	清炙甘草1g	新会白8g	焦薏苡仁10g
生熟谷芽各12g	米炒荷蒂3枚	扁豆衣（炒）10g	

三诊：10月15日

大便溏薄已经数日，投理中汤反见腹鸣泄泻较频，理中者理中焦，此大肠脱，仓廪不藏，接予升清固下之剂。

炒当归6g	葛根3g	炒山药8g	爆白术8g
罂粟壳8g	赤石脂6g	云茯苓10g	香谷芽12g
米炒荷蒂3枚	补中益气丸（包煎）10g		

四诊：10月18日

津液荣气二亏，舌苔光剥，口干舌麻，头晕泛恶，胸宇气分攻窜，脉象濡细。高年得此惟有柔静之剂，缓缓调理，最为合拍。

金石斛10g	柏子仁10g	玉竹6g	绿豆衣8g

| 抱茯神10g | 白蒺藜10g | 枳壳8g | 绿萼梅3g |

生熟谷芽各10g　佛手片8g　煅石决12g（先煎）

二、下焦沉寒

案　女，23岁

1951年发现大便溏泄，好好歹歹，未曾痊愈。1961年冬腹泻次数增多，夜间较频。目前一天4～5次，白天3次，夜间1～2次。便前肠鸣腹胀作痛，矢气频泄，窘迫难忍，便后腹内即舒。伴见多汗，手心热，口干思饮，食少，腰酸，下肢沉困，腹部喜温，月经闭阻，脉象沉细；舌质淡，苔白滑腻。此证比较复杂，除西药外，中药寒、热、补、泻均已用过，都无效果。根据病起十多年，泻时多在天明和夜间，并有腰酸肢困、腹部喜温等症，说明下焦虚寒，近于肾泄。但结合腹内胀痛，便后即舒，以及掌热、口干、闭经等，又说明肠胃消化不良，转化失职，兼有肝虚郁热现象。再从脉舌来看，也不是单纯的一种原因。

因此，采取乌梅丸辛苦甘酸杂合以治久利的方法。

党参、肉桂、黄连、木香、川椒、当归、白芍、炙甘草，并入四神丸包煎。

4剂后，腹痛稍轻，余无改善。考虑舌苔白腻而滑，先除下焦沉寒积湿，前方去白芍、四神丸，加苍术、乌药、肉豆蔻、炮姜。

再服4剂后，腹痛大减，矢气少，夜间不泻，舌苔化薄，月经来潮，量少色紫，仍予前方，加小茴香温通肾气。

第十节　心　悸

一、心前区痛

案1　女性，43岁

心前区微痛，胸闷，呼吸困难，头晕，疲劳，睡眠多梦，已有两年，舌净，脉沉细弱。拟调心养气为主。处方：党参、麦冬、阿胶、桂枝、丹参、远志、酸枣仁、红枣、郁金。

6剂后心痛见轻，依次加减，自觉症状均有明显好转。

经过4个月的治疗，除特殊原因感到疲劳外，心痛从未复发。

案2 男性，39岁

心前区刺痛，间断性发作已有12年。近来发作较频，痛时放射至左肩臂，特别表现在两手臂内侧肘腕之间有一线作痛，伴见胸闷心悸，睡眠不安，脉象细数，舌苔薄腻。初拟和心血，通心气。处方：丹参、红花、郁金、旋覆花、石菖蒲、远志、酸枣仁、橘络。

服半个月后，疼痛次数较少，程度亦轻，接拟养心为主，佐以调气和血，用人参、生地黄、麦冬、桂枝、远志、酸枣仁、丹参、西红花、血竭、郁金、香附、乳香、檀香、三七粉等，随症加减。

服至8个月后，据患者自己总结，心前区疼痛由原来每天十多次减为一两次；原为刺痛，现在是隐痛，亦不放射至肩臂；以前疲劳即发，须卧床数日，近两个月来工作较忙且上夜班，亦能支持；其他面色、睡眠均佳。

当服药3个月时，因肘腕掣痛不减，曾用大活络丹协助和络，每日半丸。连服十余天后痛即消失，亦未复发。

案3 男性，47岁

心前区痛1年，痛时不放射至左手臂，但胸闷不舒，左乳头内侧跳动不宁，脉象滑数，舌苔黄腻。拟从心脏调畅气血，用丹参、五灵脂、郁金、蒲黄、远志、酸枣仁、云茯苓。因兼有胃病，酌用枳壳、陈皮、神曲等。

治疗四个半月后，疼痛减轻，予党参、生地黄、丹参、桂枝、远志、酸枣仁、龙齿等调养心气。

又4个月，病情基本上平稳，单用人参粉、三七粉各3分，每日分2次开水送服。

连服 1 年。患者自述，过去心前区刺痛连续至数分钟即觉难受，现在已不复发；过去每次痛 1~2 秒钟，一天有二十多次，现在亦仅 4~5 次，程度也轻得多。

案 4 男性，53 岁

半年前发现心悸，近 3 个月又增心前区掣痛，胸部胀闷，兼见腹胀多矢气，脉象滑数，舌苔腻黄。拟调理心气，佐以和胃。处方：丹参、檀香、郁金、砂仁、云茯苓、枳壳、陈皮、竹茹、佛手，另三七粉冲服。

经过 4 个月的加减调理，据述治疗前每周痛两三次，也有每天痛几次的，服药 3 个月后痛即停止，近来停药 1 个月，仅痛过两三次，心慌心悸亦有好转。

案 5 男性，38 岁

6 年前发现心前区痛，经常发作，痛时放射至左肩臂，两手觉麻，心悸胸闷，食后便觉不舒，头晕，睡眠不熟，脉细，舌苔薄白。拟养心和胃法。

处方：党参、丹参、郁金、石菖蒲、远志、酸枣仁、枳壳、陈皮，加三七粉冲服。

6 剂后心痛即轻减，纳食亦增加，手麻减而指尖觉凉，原方去枳壳，加生地黄、桂枝。

在初步好转时，用过阿胶、麦冬、白芍、西红花之类。

半年后基本上心痛停止。

二、心慌心悸

案 1 女，26 岁

5 年前发现阵发性心悸胸闷，渐见下肢浮肿。

会诊时，病情十分严重，腰以下至足背浮肿甚剧，腹部胀满，呕吐，心悸气促，不能平卧，小便极少，大便溏泄，特别表现在口唇发绀，两手红紫，颊部泛红如妆，舌尖红，苔白滑腻，脉象细数带弦。从发病经过来考虑，本病根源于心阳衰弱，不能温运中焦水湿，即张仲景常用桂枝、白术、茯苓等的证候。但目前充分暴露了水气充斥，虚阳上浮，不仅胃气垂败，且有随时虚脱的危险。治疗应以扶阳为主，佐以敛阴健脾，采用真武汤加味。

熟附片6g　　　生姜6g　　　炒白术9g　　　白芍9g

茯苓15g　　　木香1.5g　　　春砂仁1.5g（后下）

连服4剂，尿量增多，下肢浮肿全消，仅足背未退尽，腹胀、呕吐均见轻，但两颊泛红不退，增加咳嗽，痰内带血，脉仍细数不整带弦。

此方虽然偏重温化，但走中下焦，药量亦不大，不可能引起血证。当是患者性情急躁，肝火犯胃，同时脾肾虚寒，浮阳未敛，仍需防止恶化。因而坚持前法，去木香，加黛蛤散钱半。2剂止血，病情渐定。

案2　一患者

有心悸心慌、胸闷刺痛宿疾。诊断为心气不足。选用养心血、通心阳之剂，得到好转。

此证本可出现手臂酸痛，而患者仅在手臂内侧肘腕之间有一线疼痛，极为少见。

在用养心通阳之汤药外，另用大活络丹，每日半颗。仅服6颗后即渐消失。

案3　蔡夫人，1月2日

久病气血渐复，仍不耐苦，时觉心悸力乏而肝气更似横逆，续予调养方。

太子参8g　　　干首乌10g　　　黑料豆10g　　　逍遥丸3g（包）

云苓神各10g　　炙鸡金8g　　　拌橘叶络各3g　　佛手片8g

柏子仁10g　　　潼白蒺藜各10g　远志肉1.5g（去心）

砂仁1g（后下）

第十一节 尿 血

一、膀胱积热

案 赵先生，8月21日

一诊：神疲形困，足肿酸软，溲红，溺时不痛，尿流急迫，脉来濡数。肾虚膀胱积热，迫血妄行，症属尿血，当予滋肾清营。

京玄参 8g	生地黄炭 10g	黄柏炭 6g	血余炭 8g
蒲黄炭 8g	炒金银花 10g	块磁石 12g	赤茯苓 10g（先煎）
牡丹皮炭 8g	生薏苡仁 10g	藕节 2枚	

二诊：8月23日

尿血为病，小水夹红，时有尿意急促，脉沉如数。肾阴内亏，则生虚热，迫血妄行与血淋大异，拟滋肾清营法。

生地黄炭 10g	京玄参 6g	知母 6g	杜仲 8g
黄柏炭 8g	血余炭 8g	黄芩炭 8g	侧柏炭 8g
怀牛膝 8g	藕节 2枚	块滑石（打）12g	

三诊：8月25日

迭进滋肾清营，尿血已止，小腹酸滞亦瘥，小水亦清，胻股酸软，病根在肾，肾者藏精而至真元不足，接予清滋下焦。

生地黄 10g	山萸肉 8g	京玄参 10g	熟女贞 10g
甜桑椹 10g	炒杜仲 10g	怀牛膝 6g	条芩炭 8g
丝瓜络 8g	藕节 2枚	川黄柏（盐水炒）8g	

二、湿热下注

案1 孙君，7月3日

一诊：淋证尚未痊愈，因注射起寒热，发于日晡，汗出甚多，尾闾时痛，脉象沉缓无力，正气大虚，营卫不和，仿阳旦汤治之。

炒桂枝 1g	炒赤芍 8g	炒黄芩 8g	鲜藿香 10g
新会皮 8g	炒竹茹 6g	赤茯苓 10g	生甘草 1.5g
桑寄生 8g	丝瓜络 8g	梗通草 1.5g	

二诊：7月5日

仿阳旦汤法，寒热已止，汗出亦减，脉缓，舌苔根腻，淋证多时，未曾痊愈，湿热下注，膀胱不洁。正气暗削，营卫不谐。按予清化治之。

鲜藿香 10g	新会皮 8g	炒竹茹 8g	浮小麦 12g
碧桃干 6g	云茯苓 10g	生草梢 3g	土茯苓 15g
净石韦 8g			

案2 沙君，7月7日

膀胱者，州都之官，津液藏矣，气化则能出矣。先有溺后刺疼，今则小溲癃闭，责之三焦，气滞失其决渎，治以调气渗利，勿轻视之。

青木香 3g	台乌药 8g	细青皮 8g	车前子 10g（包煎）
福泽泻 10g	云茯苓 10g	萹蓄 8g	海金沙 8g
炒枳壳 8g	焦苡米 12g	生草梢 1.5g	

三、体虚湿热

案 女，30岁

8年前突然发热，小便溺血，腰痛浮肿。经西医院治疗1个月后，溺血止，而浮肿、腰痛不愈。

会诊时，有明显的面浮足肿，小便深黄频数，窘急不畅，且有轻微刺痛，脉象沉细带弦。伴见腰痛、头晕、心悸等阴血亏弱，及腹胀、食呆、恶心等湿阻症状。总的来说，体虚证实，体虚偏在肝肾，证实属于湿热；滋补势必胀满，清利更使伤阴。经考虑后，决定标本兼顾，侧重在标，仿猪苓汤法。

滑石 9g	猪苓 9g	茯苓 9g	泽泻 9g

炒白术 4.5g　　　阿胶珠 4.5g　　　海金沙 6g　　　赤豆 15g

炒薏苡仁 15g

6 剂后，小便正常，无其他不良反应，减去滑石、海金沙的清利，加入蔻仁、陈皮芳化和中。

又 6 剂后，症状轻减，接予一般健脾，浮肿渐消。

第十二节　血　　证

一、血虚

案 1　朱小姐，10 月 3 日

《内经》云"血荣在色，不荣其脉空虚"，又云"夺血者无汗，夺汗者无血"，今面色㿠白，心慌盗汗，脉濡细弱，亟宜大剂养营。

大熟地 10g　　　白归身 8g　　　炒白芍 8g　　　绵茋皮 6g

制首乌 8g　　　黑料豆 10g　　　炒枣仁 10g　　　抱茯神 12g

浮小麦 12g　　　龙眼肉 10g　　　黑芝麻 10g

案 2　青年女性

患者病程半年，血红蛋白 40g/L，红细胞 1.39×10^{12}/L，白细胞 2.5×10^9/L，中性粒细胞 0.43，血小板 28×10^9/L，网织红细胞 0.002，骨髓增生减低。每次月经来潮，血流不止，血红蛋白明显下降。由于经前采取积极措施，减少经期出血，血红蛋白逐渐上升至 100g/L，红细胞增加至 3.5×10^{12}/L，白细胞增至 4.05×10^9/L，血小板 88×10^9/L，网织红细胞 0.13，贫血症状基本消失。

二、再生障碍性贫血

案　女患者

因每次月经来潮量多，使已经收到的效果下降。掌握患者月经规律，

在每次月经前采取补气摄血法，用黄芪、党参、山药、甘草、阿胶、归身、白芍、炮姜炭、仙鹤草、血余炭、煅龙牡等，再配合西医用肾上腺皮质激素等，收到良好效果。

三、白血病

案1 男性患者

患慢性粒细胞白血病，每天傍晚开始发热达40℃，下半夜自汗身凉，大起大落，已有半年。平时手心微热，两足不温，腰以下特别酸痛，大便数天一次。舌苔厚腻，脉沉细无力。诊断为下焦阴阳并虚，中气不振，用黄芪、生熟地黄、归身、肉苁蓉、升麻、白术、泽泻等甘温除热，次日晚上热即平静。

案2 男性患者

为慢性粒细胞白血病急性发作。1个月来时有咳嗽，1周来每夜发热，近3天来连续发作。发热前现有目赤，胸闷，寒战，身热高达41℃，自汗而解。伴见口干，小便短少，舌苔黄厚黏腻，脉象细滑有力。诊断为体虚受邪，痰湿交阻，不能透泄，即用柴胡、黄芩、半夏、黄连、厚朴、知贝母、橘红等和解清化法。下午服药，晚间寒热既定，次日上午续发一次，热势亦仅达38.5℃。

案3 男性患者

患急性淋巴细胞白血病，身热不退，咳嗽痰黏，右胁掣痛，喉痛白腐，舌苔糙腻，脉细滑数。诊断为肺有伏热，气阴两伤。

处方：玄参、麦冬、石膏、知贝母、桑皮、葶苈、芦茅根等。逐渐热退咳宁。

案4 男性患者

患急性粒细胞白血病。身热，手心热，两太阳及前额胀痛，胸腹痞满，口糜口臭，便秘溲赤，舌腻，脉大滑数。诊断为肺肾阴虚，肠胃湿热积滞。用西洋参、沙参、知母、佩兰、山栀，另服芦荟粉清热导滞。药后大便畅行，胸腹渐舒，身热随平。

案5　女性患者

急性淋巴细胞白血病，高热达40℃以上。据述3个月来常有不规则发热，疲劳即发，伴有形寒，咳嗽，头晕，心悸，温温欲吐，唇燥，脉象细数，汗出甚多。诊断为阴虚内热，夹有新感。

处方：生地黄、鳖甲、黄芪、升麻、青蒿、桑叶、牡丹皮、前胡等。3剂后热渐退清。

【按】这几种血液病，症状复杂，变化迅速，容易反复，特别是白血病大多后果不良。在中、西医合作下，抓住本质，随证施治，收到一些效果，尚待积累经验。

第十三节　咳　血

一、肝火冲逆

案　常君，10月10日

一诊：时症乍解，偶因刺激，续得咳血，不能仰卧，胸宇隐痛，脉象细数不静，舌苔黄腻。湿热未清，气阴已伤，肝火冲逆，肺肃无权，治以清化宁络。

嫩白薇 8g	净连翘 8g	佩兰梗 8g	金沸草 8g
代赭石 8g	黛蛤壳 12g	光杏仁 10g	川贝母 6g
枇杷叶 10g	侧柏炭 8g	梗通草 3g	

二诊：10月11日

时症虽解，湿热未清，续得咳血，不能仰卧，舌苔黄腻，脉象细数不静。左升太过，右降不及，病情复杂，再拟清化宁络。

嫩白薇 10g	净连翘 10g	黛蛤壳 12g	墨旱莲 6g

| 代赭石 10g | 侧柏炭 5g | 光杏仁 12g | 川浙贝母各 6g |
| 金银花炭 10g | 福泽泻 10g | 藕节炭 2枚 | |

三诊： 10月12日

迭予清化宁络，脉数较静，渐能安卧而咳血未止，口燥，舌质红，苔黄腻。得于时症之后，抑郁伤里，湿热与肝火并发，再拟前法缓缓调理。

生地黄炭 10g	嫩白薇 10g	净连翘 10g	黛蛤散（包）15g
墨旱莲 6g	侧柏炭 8g	金银花炭 10g	光杏仁 12g
川浙贝母各 10g	枇杷叶（去毛包）10g	干芦根（去节）30g	

二、阴虚于下

案 张太太，9月7日

咳血已止，咽喉不清，仍有痰浊黏滞，头晕，心悸，夜寐不熟，肝火易动，掌心灼热，阴虚于下，火浮于上，病虽在上，宜治其下。

细生地 10g	生白芍 6g	地骨皮 8g	珍珠母 12g（先煎）
怀牛膝 6g	长茯神 12g	光杏仁 10g	苍龙齿 12g（先煎）
川浙贝各 6g	山茶花 8g	枇杷叶（去毛）10g	

第十四节　疟　　疾

一、邪郁少阳

案1 冯太太，9月1日

一诊： 寒热起伏，头眩目花，舌麻口干，胸气逆冲，大便燥结，邪郁少阳，脾胃受制，气机不宣，接予清滞畅中。

| 佩兰梗 8g | 银柴胡 3g | 嫩白薇 6g | 白蒺藜 10g |
| 橘红络各 8g | 绿豆衣 8g | 炒竹茹 8g | 瓜蒌仁 12g（杵） |

枳壳6g　　　　黄郁金8g　　　煅石决明12g（先煎）

二诊：9月3日

寒热已清，目花，耳聋，口干，舌麻，胸宇气逆，右臂麻木，左腹酸痛，气血不能濡养灌溉，风气窜入络道，非旦夕可平也。

绿豆衣6g　　　　白蒺藜10g　　　桑寄生10g　　　丝瓜络8g

杜仲10g　　　　黄郁金6g　　　　枳壳8g　　　　茯神10g

嫩白薇10g　　　柏子仁10g　　　煅石决明12g（先煎）

三诊：9月6日

营血不充则内风自起，上为目花耳鸣，旁为肢臂麻木，脉象虚弦，口干舌麻。《内经》称气主煦之，血主濡之，即予表营并气佐之，以潜阳熄风。

制首乌8g　　　　阿胶珠8g　　　绿豆衣8g　　　白蒺藜10g

炒池菊8g　　　　绵茋皮8g　　　桑寄生6g　　　丝瓜络8g

柏子仁8g　　　　橘红8g　　　　煅石决明12g（先煎）

四诊：9月11日

营血耗伤又病疟后，脏腑失其营养，虚阳易于升腾，目花，耳鸣，舌麻，肢臂麻木，尚一气使然。再拟养气之剂长期调理。

制首乌6g　　　　绿豆衣8g　　　潼白蒺藜各10g　绵茋皮8g

当归身8g　　　　炒白芍8g　　　桑寄生10g　　　丝瓜络8g

柏子仁10g　　　橘白络各8g　　煅石决明12g（先煎）

二、风温痰湿

案　邢夫人，7月1日

寒热往来，初起间日而发，近来日作，先有凛寒既而身热，自汗头痛，口淡咳嗽，脉滑数，风温痰湿伏于募原，法以和解。

软柴胡1.5g　　　淡黄芩8g　　　仙半夏8g　　　鲜藿香10g

炒牛蒡6g　　　　薄橘红8g　　　常山苗8g　　　浙贝母10g

光杏仁 10g　　　　焦栀皮 8g　　　　赤茯苓 10g

三、风邪痰浊

案　黄先生，5 月 25 日

一诊：寒热间日，寒不甚热亦不甚，脉象濡滑，舌苔白腻。纳食呆减，体虚，风邪痰浊内入募原。治以宣透为主。

柴胡 3g　　　　川桂枝 2g　　　　大白芍 8g　　　　藿香 8g

陈广皮 8g　　　　枳壳 8g　　　　炒竹茹 8g　　　　赤茯苓 10g

香谷芽 10g　　　　白蔻衣 3g（后下）　　　　半贝丸（包）10g

二诊：5 月 27 日

疟疾间日发作较安，而热势延长未清，舌苔黄腻。时有形寒，属春温之象，治以清脾芳化。

清豆卷 12g　　　　藿香梗 8g　　　　炒牛蒡 6g　　　　青防风（炒）8g

焦栀皮 8g　　　　枳壳 8g　　　　炒竹茹 8g　　　　新会白 10g

云茯苓 10g

三诊：5 月 29 日

疟疾已止，舌仍白腻，脉象濡缓。余湿逗留募原，胃失和降，接予芳香泄化法。

藿香 8g　　　　川朴花 3g　　　　焦山栀 8g　　　　白蔻衣 3g（后下）

枳壳 8g　　　　炒竹茹 8g　　　　新会白 8g　　　　云茯苓 10g

焦薏苡仁 10g　　　　梗通草 3g　　　　彩云曲 10g

四诊：5 月 31 日

疟疾亦称脾瘅，痰浊中阻，脾阳必困，故截止多日，纳食呆钝，舌苔薄白。治以芳化调中可也。

藿香 8g　　　　仙半夏 8g　　　　新会皮 8g　　　　枳壳 8g

云茯苓 10g　　　　姜竹茹 8g　　　　炒泽泻 10g　　　　焦薏苡仁 10g

炒香谷芽 12g　　　　佛手片 8g　　　　砂蔻仁各 3g（后下）

四、愈后调养

案 陈先生，9 月 7 日

叠进化饮达邪，疟疾未起，面浮、足肿均消，苔腻已化，脉象濡缓，口苦，不耐劳力，真元未复，续予前法出入调理。

潞党参 8g	清炙芪 8g	炒白术 8g	制首乌 8g
全当归 8g	新会白 8g	麸炒枳壳 8g	炒竹茹 8g
抱茯神 12g	冬瓜子 10g	白蔻衣 1.5g（后下）	

第十五节　痰　　饮

一、水饮内蓄

案 朱先生

一诊：10 月 22 日

咳嗽形寒，气短促，纳食减少，脉象细弦。此肺脾虚寒，气肃无权，水饮内蓄，不同于寻常伤风，拟桂苓术甘汤加味。

川桂枝 2g	生术 8g	云茯苓 10g	炙苏子 10g
炒牛子 10g	仙半夏 8g	炙款冬 8g	冬瓜子 10g
橘红 8g	海浮石 8g	香谷芽 12g	

二诊：10 月 24 日

投桂苓术甘汤，咳嗽较稀，纳食稍加，气分仍短，脉细弦，舌白腻。水湿内恋，积而成饮，其本在脾，脾阳不达，再拟温药和之。

川桂枝 3g	白术 6g	云茯苓 12g	炙苏子 6g
炙款冬 8g	海浮石 8g	冬瓜子 8g	淡干姜 1g
橘红 8g	仙半夏 6g	生熟谷芽各 10g	

三诊：10 月 27 日

外感咳嗽属于肺，痰饮咳嗽属于脾，遵仲景温药和之，投桂苓甘术汤加味，咳痰气短、形寒均见轻减，再本出入调理。

川桂枝 3g	炒白术 8g	炙苏子 10g	淡干姜 3g
仙半夏 6g	橘红 8g	鹅管石 8g	云茯苓 10g
冬瓜子 10g	白蒺藜 3g	生熟谷芽各 12g	

二、脾蕴寒湿

案 孙夫人，9 月 8 日

投苓桂术甘汤加味，痰饮气急即平，面浮足肿未消，续见痔疮便血。小水不长，腹满窒塞，脾蕴寒湿，肠有郁热，症情复杂，难求近功。

苏子霜 6g	炙款冬 8g	海浮石 10g	仙半夏 8g
大腹皮 10g	炒泽泻 6g	地榆炭 6g	槐花炭 6g
焦苡米 12g	杜赤豆 15g	冬瓜子皮各 10g	

三、脾肾阳虚

案 牛先生

一诊：10 月 30 日

外饮属脾，内饮属肾，阳虚则水湿不化，湿聚为痰，故仲景主以温散和之，今咳嗽稀减，气喘不平，形寒未彻，续予温化镯饮。

熟附片 3g	炒桂枝 3g	淡干姜 3g	炒白术 6g
云茯苓 12g	炙苏子 10g	炙款冬 10g	炙远志 3g
仙半夏 6g	薄橘红 8g	鹅管石（嫩）8g	

二诊：11 月 1 日

咳痰已减，气喘未平，形寒肢冷，小溲频数，脉象细弦。痰饮为病，脾肾阳气虚寒不能温化，仿肾气丸合小青龙汤拟方治疗。

熟附块 8g	川桂枝 3g	炒白术 10g	仙半夏 6g
苏子 10g	炙款冬 8g	云茯苓 12g	鹅管石（嫩）10g

北五味 3g（淡干姜 3g 同炒）　　　金匮肾气丸 10g（临卧淡盐汤送服）

三诊：11 月 3 日

痰饮为病，其标在肺胃，其本在脾肾，所谓下虚上实是也，迭经温化，形寒肢冷较淡，气喘未平，入夜小溲频数，再予扶阳益饮。

炒党参 8g	熟附块 8g	炒桂枝 3g	白术 8g
云茯苓 12g	炙款冬 8g	仙半夏 6g	苏子霜（包）10g
冬瓜子 10g	白石英 3g	淡干姜 3g（五味子 3g 同炒）	

金匮肾气丸 6g（临卧淡盐汤送服）

第十六节　臌　胀

一、肝郁气滞

案　陆君

一诊：10 月 24 日

臌胀两月余，腹满至极，中脘按之坚实，小便溲黄，微有气促，肝气郁滞，脾湿不化，三焦决渎不利，难治之症也，姑以温运逐化。

熟附片 3g	肉桂心 3g	大腹子 8g	枳壳 8g
细青皮 8g	川椒目 3g	炒泽泻 12g	带皮苓 12g
陈葫芦瓢 10g	冬瓜皮 12g	新会皮 8g	

二诊：10 月 26 日

臌胀初起，认为食积克伐太过，脾胃受损，健运无权，湿浊蕴积，已经两月，投温化方，按之柔软，汗出频多，脉象细弦，舌苔白腻。再予标本兼顾法。

陈葫芦 10g	浮小麦 12g	潞党参 10g	熟附片 3g
肉桂心 3g	川椒目 3g	青皮 8g	大腹子 6g
炙鸡金 8g	炒枳壳 8g	冬瓜皮 15g	

三诊：10 月 28 日

投温中逐化方，臌胀按之柔软，小便清长，汗出颇多，脉象细弦。脾肾两微，湿浊内积已两月，再拟大剂平之。

璐党参 10g	熟附片 6g	肉桂心 3g	大腹皮 10g
炒青皮 8g	川椒目 3g	泽泻 10g	炙鸡金 12g
冬瓜皮 8g	陈葫芦 10g	炒枳壳 8g	

四诊：10 月 30 日

迭投温中逐化，臌胀渐消，按之柔软，《内经》云，中满者，泻之于内。即其验也，惟汗出颇多，小溲不长，正气殊弱，湿浊难化，再守前法进步治之。

吉林参须 3g	熟附片 8g	肉桂心 3g	炒青皮 8g
沉香曲 10g	川朴花 2g	大腹皮 8g	炒车前 10g（包煎）
带皮苓 15g	陈葫芦 10g	焦薏苡仁 12g	

五诊：11 月 3 日

臌胀渐消，按之亦柔，汗出已止，口干，小溲不长，命火脾阳两微，湿浊留恋，非辛温之品不能消散阴霾，惟虑其伤阳，佐以微酸。

吉林参须 3g	熟附片 8g	肉桂心 3g	生白芍 6g
带皮苓 15g	福泽泻 12g	大腹子 6g	冬瓜皮 15g
焦薏苡仁 15g	陈葫芦 15g		

二、臌胀调理

案 杨太太，7 月 1 日

臌胀初平，纳食呆钝，多进胀滞，形寒色瘁，神疲力乏，脉象沉细濡软，舌干少津，脾阳胃阴两伤，亟予建立中气拟方。候正。

炒冬术 8g	麸炒枳壳 8g	炙鸡金 8g	新会白 8g
炒竹茹 8g	白蒺藜 10g	焦苡米 10g	云茯苓 10g
佛手片 8g	长须谷芽 12g	白蔻衣 1.5g（后下）	

第十七节　耳鸣、耳聋

一、血虚耳鸣

案1　金太太，5月26日

耳鸣齿浮齿肿，午夜寐艰。脉象濡细，血虚于内，阳浮于上，治以柔润，潜镇为先。

生白芍 6g	龟板 12g	怀山药 8g	抱茯神 10g
怀牛膝 10g	炒枣仁 10g	珍珠母 15g	北秫米（炒）12g
水炙竹茹 6g	嫩钩藤 10g	珍珠丸（包）10g	

案2　冯太太，9月6日

营血不充，则内风自起，上为目花耳鸣，旁为肢臂麻木，脉象虚弦，口干舌麻，《内经》称气主煦之，血主濡之，即与养营兼气，佐以潜阳熄风。

制首乌 8g	绿豆衣 8g	白蒺藜 10g	炒池菊 8g
绵芪皮 8g	桑寄生 6g	丝瓜络 8g	煅石决 12g（先煎）
柏子仁 8g	福橘红 8g	阿胶珠蛤粉 8g（炒）	

案3　马太太，9月11日

营血耗伤，脏腑失其营养，虚阳浮于升腾，目花耳鸣，舌麻，肢臂麻木，尚一气使然。再拟补养之剂，长期调理。

制首乌 6g	绿豆衣 8g	绵芪皮 8g	潼白蒺藜各 10g
白归身 8g	炒白芍 8g	桑寄生 10g	煅石决 12g（先煎）
丝瓜络 8g	柏子仁 10g	橘白络各 6g	

二、两耳失聪

案　徐女士

一诊：8 月 14 日

两耳骤然失聪，脉象虚弦带数，本属血亏肝旺之体，口干便燥，经事先期，厥阳化风上扰巅顶，暂予清化，候正。

生白芍 8g　　杭菊花 8g　　白蒺藜 10g　　明天麻 10g

炒枳壳 8g　　橘叶络各 8g　　炒竹茹 8g　　煅石决 12g（先煎）

夏枯花 8g　　嫩钩藤 10g（后入）　　扶桑丸 10g（包）

二诊：8 月 20 日

两耳骤然失聪，左耳蝉鸣，晨起黏痰甚多，脉弦虚带数，舌苔黄腻，水不润木，虚阳化风夹痰浊上蒙清窍，治以益肾柔肝，涤痰开窍。

细生地 10g　　山萸肉 6g　　生白芍 10g　　炙远志 5g

菖蒲根 8g　　竹沥夏 6g　　夏枯花 8g　　煅磁石 10g（先煎）

黑芝麻 10g（捣，包）

第一节 丹毒流火

案 燕先生，9月3日

一诊：一足肿流火，红气已退，肿胀不消，下部也微肿，多食作胀，小溲渐长，素嗜酒浆，湿热之邪壅滞络道，脉滑。

拟渗利逐化。乃缠绵之症也。

带皮苓12g	怀牛膝10g	晚蚕沙12g	汉防己6g
焦薏苡仁10g	大腹皮10g	炒泽泻10g	炒枳壳8g
忍冬藤10g	枳椇子10g	三妙丸（同煎）10g	

二诊：9月8日

及投渗利清化，小溲颇长，足胫流火红肿已消，其履步亦轻，湿热之邪，最为黏滞，及至入络尤难逐化，仍守原意调理。

忍冬藤10g	净连翘10g	怀牛膝10g	晚蚕沙（包）10g
花槟榔6g	带条苓15g	冬瓜子15g	车前子（包煎）10g
杜赤豆12g	汉防己6g	三妙丸（包煎）6g	

第二节 瘰 疬

案 王小姐，9月26日

一诊：《内经》云："马刀挟瘿皆为劳。"今颈项瘰疬如连珠，脉象细弱无力，时有头晕痰浊，气血亏耗不能煦濡，亦其主因，扶正消坚法。

潞党参 10g	当归 8g	赤芍 8g	大贝母 10g
炙僵蚕 10g	橘红 8g	淡昆布 8g	生熟薏苡仁各 12g
绿豆衣 8g	海蛤壳 12g	芋艿丸（包）10g	

二诊：10 月 2 日

颈项瘰疬发如联珠，脉象细弱，时有痰浊，肝火夹痰瘀滞络道，久则气血暗耗，《内经》鼠瘘之属，极难断根，再拟扶元消坚方。

清炙芪 10g	潞党参 10g	全当归 6g	大贝母 10g
炙僵蚕 10g	慈菇片 3g	淡昆布 8g	薄橘红 8g
焦薏苡仁 12g	煅瓦楞 10g	芋艿丸（包）10g	

三诊：10 月 11 日

迭予扶元消坚，气血较前充盛，痰浊少，鼻涕多，头项瘰疬消而未尽，脉象细滑。马刀挟瘿之属，非旦夕可除也，再予扶正消坚。

淡黄芪 10g	党参 10g	全当归 10g	炒白芍 8g
大贝母 10g	炙僵蚕 6g	仙半夏 8g	云茯苓 10g
橘红 8g	淡昆布 10g	生熟薏苡仁各 10g	

第三节　脚　气

一、湿热下注

案 吴先生

一诊：10 月 9 日

注射之后，身起寒热，此或反应使然，惟湿热素重，脾胃不清，纳食因之大减，肌肤湿气作痒，脉滑数，舌白腻。

治以清化和中。

苍术皮 3g	炒黄柏 8g	云茯苓 12g	白蔻仁 3g

| 净连翘 10g | 新会白 5g | 福泽泻 10g | 炒竹茹 8g（后下） |
| 焦薏苡仁 12g | 彩云曲 10g | 炒香谷芽 12g | |

二诊：10 月 13 日

足趾湿气，流水溃腐，小溲浑黄，脉象濡数。受纳腥味稍有泛漾，湿热之邪下注三阴之经，治以清化泄浊。

炙苍术 3g	炒黄柏 8g	带条芩 12g	枳壳 8g
焦薏苡仁 10g	炒泽泻 10g	苦参片 8g	净连翘 10g
姜竹茹 8g	梗通草 3g	绿豆衣 18g	

二、湿热浸淫

案　周夫人，10 月 24 日

足部湿热未愈而窜走肌肤，湿瘰粟起作痒，舌苔黄腻，头晕，脉濡滑。湿热浸淫，仿二妙丸例治之。

炙苍术 1.5g	炒黄柏 8g	苦参片 8g	京赤芍 6g
带皮苓 6g	焦苡米 12g	净连翘 10g	忍冬藤 10g
白鲜皮 8g	绿豆衣 10g	梗通草 3g	

三、水湿内蕴

案　殷小姐，9 月 8 日

脚气浮肿，按之窅然，由踝过膝，步履无力，面部亦浮，手觉麻木，小溲觉短，水湿内蕴，病在脾肾，治以温化渗利，难求近功。

紫苏梗 8g	肉桂心 0.3g	花槟榔 8g	汉防己 6g
炒泽泻 12g	大腹皮 10g	冬瓜子 15g	川椒目 1.5g
带皮苓 10g	焦苡米 1.5g	怀牛膝 10g	

第一节 月 经 病

一、月经不调

案1 徐小姐

一诊：5月25日

经行前后无定期，身热，鼻衄，中脘痞结，脉来细滑而数。肝气内郁，风邪外束。治以疏化调经法。

炒当归 8g	酒白芍 8g	软柴胡 1g	炒荆芥 8g
白蒺藜 10g	橘叶皮各 8g	江枳壳 8g	黄郁金 8g
云茯苓 10g	玫瑰花 3 朵	白蔻衣 2g（后下）	

二诊：5月27日

鼻衄热解，《伤寒论》所谓红汗是也。胸宇已舒，头部多汗，经行前后无定，舌苔黄腻。接予清热。

冬桑叶 8g	杭菊花 8g	佩兰梗 8g	白蒺藜 8g
江枳壳 8g	炒竹茹 8g	净连翘 10g	黄郁金 8g
新会白 8g	碧桃干 8g	梗通草 2g	

案2 张小姐

一诊：5月26日

经事逾期未转，头晕，带下甚多，脉象濡细。湿浊下注，肝气内郁，治以理气化浊为主。

全当归 8g	鸡血藤 8g	茺蔚子 8g	白蒺藜 10g
江枳壳 8g	橘叶络各 8g	海螵蛸 8g	川黄柏 8g（炒）
云茯苓 10g	炒杜仲 10g	月季花 3 朵	

二诊：5 月 27 日

投理气调经，月事已转，腹部微胀隐痛，当脘觉痞，平时带下甚多，接予调畅气机而行瘀积。

全当归 8g	紫丹参 8g	茺蔚子 8g	制香附 8g
延胡索 8g	川楝子 8g	炒枳壳 8g	橘叶皮各 8g
白蒺藜 10g	炒杜仲 10g	佛手片 8g	

案 3　杨奶奶，10 月 24 日

经事超前，色淡量少，头晕腰酸，腹胀，口干，脉象虚弦。肝体不足，脾用有余，木胜则土欠，气盛则火旺，此诸恙所内来也。暂以舒气调经。

炒当归 8g	炒丹参 8g	白蒺藜 6g	制木香 6g
橘叶白各 8g	川楝子 8g	炒川仲 10g	炒枳壳 8g
炒竹茹 8g	绿萼梅 1.5g	生熟谷芽各 12g	

案 4　徐女士，10 月 27 日

内热素重，经行先期，口干舌燥，近来咳呛无痰，胸痛气闷，纳食减少，脉滑数。肝火犯肺，清肃失司，治以清气豁达。

炒牛蒡 6g	嫩前胡 6g	光杏仁 10g	江枳壳 8g
净连翘 8g	炒竹茹 8g	黄郁金 8g	浙贝母 10g
冬瓜子 10g	胖大海 10g	枇杷叶 6g（去毛）	

案 5　闵夫人

一诊：8 月 18 日

形寒身热，头胀，咳嗽，口苦，胸闷，经行先期，时日未断，腰脊

酸疼，脉细数，表邪外郁，肝火内炽，治以清疏和营。

炒荆芥 8g	冬桑叶 8g	杭菊花 8g	炒牛蒡 6g
条黄芩炭 8g	银花炭 10g	炒杜仲 10g	炒续断 10g
白蒺藜 10g	丝瓜络 8g	藕节炭 2 枚	

二诊： 8 月 19 日

昨予清疏和营，身热已退，经行淋沥亦止，色淡量减，胸宇痞塞泛漾，咳恶口苦，肩胛腰脊掣痛，舌苔薄黄，接予舒气和胃，活络止漏。

当归炭 8g	白蒺藜 10g	炒枳壳 8g	左金丸 1.5g（包）
橘皮络各 8g	炒川仲 10g	桑寄生 10g	丝瓜络 8g
侧柏炭 8g	藕节炭 2 枚	白蔻仁 1.5g（杵，后下）	

案 6　朱夫人

一诊： 8 月 18 日

经行 3 日，色淡量少，腹中隐痛，时有五心烦热，脉细弦数，气火内郁，损及冲任，经非浅恙也，再予清营除烦。

炒当归 8g	炒赤芍 8g	紫丹参 8g	绿豆衣 8g
嫩白薇 10g	地骨皮 8g	炒川仲 10g	川楝子 8g
辰茯神 12g	炒蒺藜 10g	白残花 1.5g	

二诊： 8 月 20 日

腹不痛，经和渐止，口苦，五心时烦，觉热，夜寐不热，便难溲少，脉象细数，荣血不足则生内热，得之多时，再拟清肝坚阴。

生白芍 8g	熟女贞 8g	地骨皮 8g	青龙齿 12g（先煎）
辰茯苓 12g	夜交藤 8g	嫩白薇 10g	柏子仁 10g
瓜蒌仁 10g	夏枯草 8g	白残花 1.5g	

案 7　周奶奶

一诊： 9 月 6 日

经事素有后期，今遂 3 月未至，腰酸腹痛，胸宇觉痞，脉象濡滑，舌苔白腻。血海虚寒之象，暂予温经法调理。

鸡血藤8g	全当归8g	艾绒炭6g	紫石英10g（先煎）
炒白芍8g	制香附8g	炒杜仲10g	炒续断10g
菟丝子8g	大川芎2g	玫瑰花3朵	

二诊：9月8日

投温经方，腰酸，小腹觉堕，肢软乏力，经未行3月，有续至之势，血海虚寒亦仍显著，再拟前法出入也。

全当归8g	酒炒白芍8g	大川芎2g	两头尖10g
制香附8g	艾绒炭8g	杜红花2g	炒杜仲12g
炒青皮10g	延胡索8g	月季花3朵	

案8 谢小姐

一诊：欧战休战日

头晕已减，口干，食欲不馨，经行逾期未转，脉象濡滑。肝虚胃气不畅，再拟调养方。

白蒺藜10g	炒池菊8g	江枳壳8g	淡竹茹8g
新会白8g	绿萼梅1.5g	紫丹参8g	茺蔚子8g
怀牛膝8g	香谷芽10g	月季花3朵	瓜蒌仁12g（杵）

二诊：11月15日

头晕已减，纳食较增，经事逾期未转，脉濡细滑，肝血不充，胃失和降，腹行艰难，再与调养方。

炒当归8g	酒炒白芍8g	潼白蒺藜各10g	池菊炭8g
炒枳壳8g	新会白8g	绿萼梅1.5g	姜麻仁10g（打）
炒竹茹8g	香谷芽10g	月季花3朵	

案9 女，32岁

月经期感冒，经行2日即停，小腹作痛，身热转告，自觉全身不舒，脉象弦滑带数。仿傅青主加味生化汤。

| 防风4.5g | 羌活2.4g | 当归4.5g | 川芎3g |
| 桃仁4.5g | 延胡索3g | 炙甘草1.5g | |

1 剂后即热退经行。

傅氏此方本治产后，因此方药与本证切合，即照原方加延胡索。

案10　一女患者，38 岁

每日早起面部浮肿，冬季更明显，月经后亦较甚。经期每月超前，色紫夹块，量或多或少，多时较为舒畅，少则反觉头晕，浑身不适。经行净后有四五天腹痛，兼下坠感，腰连两下肢亦酸痛乏力，手足冰冷不温，脉象沉细。患者就诊的目的主要为经后痛。据述痛时气力毫无，最为难受。从症状分析，肝肾虚寒，冲任亏损，中气亦不能提挈。虽然经来色紫夹块，亦由血海虚寒所致，不同于瘀热。处方用熟地黄、附子、淫羊藿、艾叶、阿胶、藏红花、黄芪、白术、桂枝、白芍、茯苓。先服10 剂，无不良反应；再服 10 剂，经行量多，色转红，净后腹痛轻减，仍有下坠感，原方去红花加升麻调养。

二、经期杂症

案1　王右，6 月 1 日

经行腹痛，夹有瘀块，脉弦。此肝气郁滞而营行不畅也，亦属实证，即予理气调经方。

全当归 8g	大川芎 2g	细青皮 8g	制香附 8g
延胡索 8g	川楝子 8g	炒枳壳 8g	紫苏梗 8g
炒杜仲 10g	炒蒺藜 10g	云茯苓 10g	

案2　顾女士，9 月 5 日

伤寒之后，气血亏耗未复，饮食虽旺，形体渐充，脉仍有濡滑，时有头晕、心悸气短、发堕等症，经事之停闭即基于此，接予养营和中。

炒当归 8g	炒白芍 8g	鸡血藤 8g	炒冬术 8g
肥玉竹 8g	稽豆衣 8g	炒酸枣仁 10g	朱茯苓 10g
炒竹茹 8g	月季花 3 朵	煅石决明 12g（先煎）	

案3 庄少奶奶，9月4日

先下赤痢，痢未瘥，而经事又临，纳食呆钝，脘酸，腹疼痛，脉滑数，舌苔黄腻。暑湿内蕴，胃肠不清。治以清化和营，候正。

荆芥炭 8g	赤白芍各 8g	藿香梗 6g	香连丸 2g（包）
炒枳壳 8g	炒竹茹 8g	条芩炭 8g	地榆炭 8g
焦楂炭 10g	荠菜花炭 8g	炒香谷芽 10g	

案4 倪奶奶，11月11日

每值经行，腰部尾闾肢体酸疼，头晕，夜寐梦扰纷纭，胸宇泛漾，脉细滑，舌中剥。治以调肝为主。

炒当归 8g	川楝子 8g	炒白芍 8g	炒杜仲 10g
桑寄生 10g	炒续断 10g	夏枯草 8g	怀牛膝 10g（盐水炒）
忍冬藤 10g	丝瓜络 8g	生石决明 15g（先煎）	

案5 郑小姐，9月1日

经事初行，未及两旬又至，腰俞觉酸，日前便薄未止，脉弦数，苔腻。肝有郁火，冲任不调，脾弱蕴湿，传化失常，拟两者并调。

当归炭 8g	焦白芍 8g	侧柏炭 8g	扁豆衣 10g（炒）
炒杜仲 10g	海螵蛸 10g	陈棕炭 8g	煅牡蛎 12g（先煎）
条芩炭 8g	新会白 8g	黑归脾丸 10g（包煎）	

案6 顾奶奶，1929年元旦

经停4月余，孕症不显而见红已有旬余，色淡量少，淋漓不断，脉象濡滑。责之冲任不固，始其见红，加以调治。

太子参 8g	炒当归 8g	焦白芍 8g	海螵蛸 12g（醋炒）
侧柏炭 8g	陈棕炭 8g	墨旱莲 8g	煅牡蛎 15g（先煎）
抱茯神 12g	藕节炭 3枚	炒杜仲 10g（盐水炒）	

案7 刘小姐，8月25日

经停9月，潮热起伏亦已2月，胸闷，腰酸，作恶嗳噫，脉象细弦带数，面色不华，奇经亏损，肝火内燔，暂予养营法。

熟地黄 10g	炒白术 6g	鸡血藤 6g	银柴胡 8g
地骨皮 8g	熟女贞 10g	炒杜仲 10g	嫩白薇 10g
橘叶白各 8g	月季花 3 朵	江枳壳 8g（竹茹 3g 同炒）	

案 8 杨少奶奶，7 月 7 日

经行断续，色淡，腹痛，此冲任虚而不摄也，见食厌恶，泛漾欲吐，头疼，口干且腻，脉来濡数。此暑湿内蕴而胃气不解也，治以清化。

鲜藿香 10g	炒枳壳 8g	新会皮 8g	炒竹茹 10g
彩云曲 10g	赤茯苓 10g	侧柏炭 8g	白蔻衣 2g（后下）
炒杜仲 8g	川楝子 8g	白蒺藜 10g	

三、崩漏

案 1 归太太

一诊：8 月 19 日

腹痛脘胀，大便秘结，今晨仅得少许，经行淋漓，减而未止，舌苔厚腻黄燥。肠胃积滞不降，气机被阻，再拟清肠和胃，先治其急。

鲜藿香 10g	炒枳壳 8g	郁李仁 10g	煨木香 8g
新会皮 8g	炒竹茹 8g	大腹皮 10g	白蔻衣 2g（后下）
黄郁金 8g	保和丸 10g（包煎）		

二诊：8 月 22 日

大便已行，经行未净，夹有瘀块，少腹疼痛觉堕，头痛，呆食，苔黄腻而厚。血海不洁，肠胃不清，原因复杂，暂予调和营血而去积垢。

藿香梗 8g	紫苏梗 8g	制川朴 2g	延胡索 8g
川楝子 8g	青陈皮各 8g	炒杜仲 6g	焦楂炭 10g
鲜荷叶 1 方	炒枳壳 6g	白蔻仁 2g（后下）	

三诊：8 月 23 日

腰腹胀痛较减，经仍未净，便仍不爽，小溲亦仍不利，口干，食呆，

舌苔黄腻。暑湿血瘀交错杂滞，再拟复方治之。

当归炭 8g	侧柏炭 8g	青陈皮各 6g	炒枳壳 8g
大腹皮 10g	焦楂炭 10g	炒谷芽 10g	白蔻仁 2g（后下）
炒竹茹 8g			

案2　尤夫人

一诊：9月11日

经行淋沥不断，腰酸，右臂酸麻，脉象濡细，年近五旬渐渐失其固摄之能，防其成崩，急予清荣止崩，候正。

归身炭 8g	焦白芍 8g	海螵蛸 10g	侧柏炭 8g
陈棕炭 8g	炒杜仲 10g	条芩炭 8g	煅龙齿 12g（先煎）
藕节 2枚	黑归脾丸 10g（包）		

二诊：9月14日

予清营止漏，经行淋漓已止，带下绵绵，右臂酸麻。脉象濡细。气血两亏，荣卫不足，奇经受其影响，治以养营束带。

炒归身 8g	炒白芍 8g	炒冬术 8g	怀山药 8g
川断肉 6g	川杜仲 6g	海螵蛸 6g	云茯苓 3g
大芡实 12g	桑寄生 10g	丝瓜络 8g	

案3　计奶奶，9月12日

本有血崩，今经行量少而淋漓不断，头脑空痛，腰腹酸滞，不耐操劳，又少休养，中气不能升举，冲任失其固藏，脉象濡软。治以和荣止漏。

归身炭 8g	焦白芍 8g	侧柏炭 8g	条芩炭 8g
陈棕炭 8g	稽豆衣 8g	煅牡蛎 12g	海螵蛸 6g
炒杜仲 10g	藕节 2枚	补中益气丸 10g（包煎）	

案4　归太太

一诊：8月19日

腹痛脘胀，大便闭结，今晨仅得少许，经行淋沥而未止，舌苔厚腻黄糙，肠胃积滞不降，气机被阻，再拟清肠和胃先治其急。

鲜藿香 10g	炒枳壳 8g	郁李仁 10g	煨木香 8g
新会皮 8g	炒竹茹 8g	大腹皮 10g	黄郁金 8g
白蔻衣 1.5g（后下）		保和丸 10g（包煎）	

二诊： 8 月 22 日

大便已行，经行未净，挟有瘀块，少腹疼痛觉堕，头痛，呆食，苔黄腻而厚，血海不洁，肠胃不清，原因复杂，暂予调气和营而去积垢。

藿香梗 5g	紫苏梗 5g	荆川朴 1.5g	延胡索 8g
川楝子 8g	青陈皮各 5g	炒川仲 6g	焦楂炭 10g
炒枳壳 5g	鲜荷叶 1 方	白蔻仁 1.5g（杵，后下）	

三诊： 8 月 23 日

腰腹酸痛较减，经仍未全净，大便不爽，小溲仍稍不利，口干，食呆，舌苔黄腻。暑湿血亏错杂滞留，再拟复方治之。

当归炭 8g	侧柏炭 8g	青陈皮 8g	炒川仲 10g
延胡索 8g	炒枳壳 8g	大腹皮 10g	焦楂炭 10g
炒谷芽 10g	炒竹茹 8g	白蔻仁 1.5g（杵，后下）	

案 5 徐奶奶，9 月 7 日

数日来头痛甚剧，内热胸闷，食入泛漾欲吐不止，经行后期淋沥不断，风热肝火交郁，胃气亦失清降，脉象弦数，先予清泄。

大川芎 1.5g	冬桑叶 8g	杭菊花 8g	蔓荆子 8g
白蒺藜 10g	嫩钩藤 10g	江枳壳 8g	煅石决 12g（先煎）
炒竹茹 8g	赤苓 12g	淡黄芩 8g	

案 6 张奶奶，9 月 8 日

迭经温养奇经，经行色红而淋沥旬日未止，腰不酸，肢不痛，夜寐渐安，纳食亦馨，接予益气和营止漏，候正。

炒党参 8g	炒熟地 8g	山萸肉 8g	砂仁 1.5g（拌）

| 炒归身 8g | 炒白芍 8g | 侧柏炭 8g | 炒川仲 10g |
| 乌贼骨 10g | 陈棕炭 8g | 抱茯神 12g | 藕节 2 枚 |

案7 应奶奶，10 月 27 日

经行如崩，夹有瘀块，腰酸，心悸，头晕，脉象虚大。肺肾阴亏，冲任失其固摄，非中年所应有，亟予和荣而调奇经，候正。

当归炭 8g	焦白术 8g	炮姜炭 1g	侧柏炭 8g
海螵蛸 10g	煅牡蛎 12g	炒杜仲 10g	炒续断 10g
抱茯神 12g	藕节炭 2 枚	黑归脾丸 10g（包）	

案8 朱小姐

一诊：9 月 29 日

幼年失血过多，今岁经行如崩，遂使营阴亏乏，数月不止，面色㿠白，口干，脉濡细弱，舌质淡，治以养血为主。

制首乌 8g	当归身 8g	炒白芍 8g	黑料豆 10g
甘枸杞 8g	熟女贞 10g	炒玉竹 8g	抱茯苓 10g
橘白 8g	绿萼梅 1g	龙眼肉 10 枚	

二诊：10 月 3 日

《内经》云，血荣在色，不荣其脉空虚，又云夺血者无汗，夺汗者无血，今面色㿠白，心慌盗汗，脉濡细弱。亟宜大剂养营。

大熟地黄 10g	当归身 8g	炒白芍 8g	绵芪皮 6g
制首乌 8g	黑料豆 13g	炒枣仁 10g	抱茯神 12g
浮小麦 12g	黑芝麻 12g	龙眼肉 10 枚	

案9 俞太太，9 月 6 日

经行前后，量多淋漓不断，腰酸，头眩，心悸，脉形滑数。肾阴不足，肝火内郁，冲任失其固摄，治以清营坚阴止漏。

| 生地黄炭 10g | 归身炭 8g | 炒白芍 8g | 条芩炭 8g |
| 炒池菊 8g | 炒杜仲 10g | 侧柏炭 8g | 煅牡蛎 15g（先煎） |

血余炭 8g   抱茯苓 12g   藕节 2 枚

案 10　雷嫂夫人，10 月 6 日

经行二月而转淋沥十余日未止，腰酸腹痛隐隐，头疼偏右，脉形细滑而数，舌苔薄黄，肝脏气火不静，冲任不固，治以柔肝止漏。

当归炭 8g   焦白术 8g   条芩炭 8g   海螵蛸 6g

侧柏炭 8g   血余炭 6g   炒川仲 8g   煅石决 12g（先煎）

川楝子 8g   藕节 2 枚   夏枯草 6g

案 11　姚小姐，9 月 30 日

经行淋沥少而不断，已延两旬，脉象细弱，冲任不固，中气亦乏提挈。再以调理以静养为宜。

生地炭 10g   焦白芍 6g   熟女贞 10g   炒于术 8g

怀山药 10g   乌贼骨 10g   墨旱莲炒 6g   陈棕炭 8g

炒杜仲 10g   藕节炭 3 枚   煅龙骨 15g（先煎）

案 12　顾奶奶

一诊：1929 年元旦

经停 4 月余，孕症不显而见红旬余，色淡量少，淋漓不断，脉濡滑。责之冲任不固，始其见红，加以调治。

太子参 8g   炒当归 8g   焦白芍 8g   炒杜仲 10g（盐水炒）

侧柏炭 8g   陈棕炭 8g   墨旱莲 8g   海螵蛸 12g（醋炒）

抱茯神 12g   藕节炭 3 枚   新会皮 5g   煅牡蛎 15g（先煎）

二诊：1 月 2 日

经停四月，初来淋沥，昨忽如崩，血块甚多，投和荣方候，少而未净，形寒，头胀，口干。脉濡，拟前法出入。

炒党参 8g   炒当归 8g   焦白芍 8g   炒杜仲 10g

潼白蒺藜各 10g   海螵蛸 10g   云茯苓 10g   煅牡蛎 15g（先煎）

侧柏炭 8g   藕节 3 枚   水炙竹茹 8g

案13 王奶奶，9月24日

迭予益气和营，崩漏大减，呈轻腰脊酸疼，兼之有咳喘，痰多气短，脉象沉细濡弱，冲任亏损，脾肺困顿，接予多方调理，候正。

侧柏炭 6g	血余炭 8g	炮姜炭 1g	煅龙牡各 15g（先煎）
乌贼骨 12g	炒杜仲 10g	霜苏子 10g	远志肉 8g（水洗）
炙紫菀 8g	云茯神 12g	补中益气丸 12g（包煎）	

案14 张太太，9月24日

经行错前如崩，淋沥半月不断，腹胀作痛，神痿色㿠，食减，脉象虚弱。即症而论，属血海郁热，内经所谓经水沸溢是也，拟方供参考。

生地炭 12g	条芩炭 6g	焦白芍 10g	煅龙牡各 15g（先煎）
海螵蛸 12g	侧柏炭 6g	血余炭 8g	陈棕炭 8g
川楝子 6g	藕节 2枚	黑归脾丸 10g（包煎）	

第二节　妊娠杂病

案1 金夫人，9月22日

咳嗽频繁，咯痰不爽，头痛，口干，季肋小腹牵引掣痛，脉浮滑数，舌苔白腻，怀孕8月，风痰聚于上焦，肺失宣化，治以轻疏邪客而安胎元。

冬桑叶 8g	净蝉衣 1.5g	炒牛蒡 6g	薄橘红 8g
炒竹茹 8g	海浮石 10g	炙款冬 8g	光杏仁 10g
浙贝母 10g	杭菊花 8g	胖大海 10g	

案2 谭夫人

一诊： 9月23日

怀孕8月，初时痢下，继增咳嗽，叠经清理痢止，咳稀痰多，气分喘息，舌碎疼痛，阴液受伤，气不清肃，予清气化痰。

北沙参 6g	炙紫菀 8g	光杏仁 10g	川象贝各 6g

| 竹沥夏 8g | 金沸草 8g | 海蛤壳 15g | 生苡米 12g |
| 净连翘 10g | 抱茯神 12g | 枇杷叶 12g（清炙包） | |

二诊：10 月 10 日

怀孕 9 月，咳嗽经久不瘥，痰多气短，夜不安寐，脉象濡软，舌光，肺脏气阴暗伤，胎火上犯，清肃失司，治以清肺顺气。

北沙参 8g	真川贝 6g	瓜蒌皮 10g	炙款冬 8g
抱茯神 10g	海蛤壳 10g	光杏仁 10g	苏子霜 10g
生苡米 12g	合欢皮 8g	地枯萝 10g	

案 3　项嫂夫人

一诊：5 月 25 日

脘痞作痛，泛吐酸苦清水，纳食呆减，头胀偏左，肝胃气滞，失其和降，脉象弦滑，怀孕 5 月，续予舒郁和中。

白蒺藜 2g	江枳壳 8g	橘叶白各 8g	煅牡蛎 12g（先煎）
炒竹茹 8g	黄郁金 8g	香橼皮 8g	白蔻仁 10g（后下）
老薤白 2g	香谷芽 12g	玫瑰花 3 朵	

二诊：5 月 27 日

怀孕 5 月漏红，小腹隐痛，头晕，胃气痞结，泛吐清水，脉细弦滑。病在肝胃二经，治以和中止漏而固胎元。

炒白术 8g	条芩炭 8g	侧柏炭 8g	海螵蛸 10g
陈棕炭 8g	炒续断 10g	炒蒺藜 10g	橘叶白各 8g
池菊炭 8g	藕节炭 2 枚	煅石决 12g（先煎）	

三诊：5 月 31 日

怀孕 5 月，漏红已止，腰酸，小腹时痛，脘痞泛漾，新感风邪又增咳呛，脉细滑。治以轻宣和中而安胎元。

炒白术 8g	淡黄芩 8g	炒续断 10g	白蒺藜 10g
橘叶白各 8g	光杏仁 10g	浙贝母 10g	白蔻仁 2g（后下）
炒竹茹 8g	抱茯苓 12g	胖大海 10g	

案4 李少奶奶，1月3日

腹痛愈，头胀，腰脊酸楚，带下，食减，入夜觉热，口腻，脉濡滑，怀孕3月，续予和养。

潼白蒺藜各10g	白归身8g	炒白芍8g	金毛脊炙8g
炒杜仲10g	甜桑椹10g	省头草8g	新会皮8g
炒竹茹8g	云茯苓10g	炒香谷芽10g	

案5 唐少奶奶，1930年元旦

怀孕3月，腰酸胀痛坠滞，带下绵绵，目眶觉痛，脉象濡滑。肝肾不足，防其见红，治以和养。

炒归身8g	炒白芍8g	炒杜仲10g	潼白蒺藜各10g
炒续断10g	海螵蛸10g	台乌药10g	新会皮8g
制香附8g	炒白术8g	丝瓜络8g	

案6 龚夫人，8月19日

经停4月半，曾受暑湿，今头目晕眩，胸膈痞闷，口干，饮水作胀，腹时隐痛，脉滑数。孕征渐露，余浊未清，暂予芳化和中。

鲜藿香8g	炒杭菊8g	白蒺藜10g	炒枳壳10g
炒竹茹8g	新会白8g	净连翘10g	白蔻仁2g（后下）
黄郁金8g	彩云曲10g	佛手片10g	

案7 董嫂夫人

一诊：5月25日

身热3日，汗出不透，朝轻暮弛，头晕肢酸，咳嗽痰黏，胸宇痞闷，脉濡数，舌薄黄。风温时邪郁于上焦，经事两月未转，微觉腰酸，孕征，暂予清疏。

清豆卷12g	冬桑叶8g	炒牛蒡6g	鸡苏散12g（包）
焦栀皮8g	净连翘10g	黄郁金8g	光杏仁10g
象贝母10g	橘红络各8g	佩兰梗8g	丝瓜络8g

二诊：5 月 27 日

身热已解，口苦作渴，咳痰不爽，脉象濡数，舌苔黄燥。湿热余邪稽留太阴阳明，续予清热。

冬桑叶 8g	杭菊花 8g	藿佩梗各 8g	炒牛蒡 6g
光杏仁 10g	浙贝母 10g	江枳壳 8g	炒竹茹 8g
焦栀皮 8g	橘白络各 8g	白蔻衣 2g（后下）	

案 8　韩夫人，8 月 29 日

经停 3 月余，脉象濡滑，孕征已显，时有头晕目眩，不能自持，夜寐多梦，此厥阳化风上扰巅顶，接予养血熄风调治。

生白术 8g	绿豆衣 8g	白蒺藜 10g	玳瑁片 8g（先煎）
炒池菊 8g	辰茯神 10g	夜交藤 8g	煅石决 12g（先煎）
麸炒枳壳 8g	水炙竹茹 8g	煅龙齿 12g（先煎）	

案 9　钱嫂夫人，8 月 21 日

纳食呆钝，口干，饮水亦少，脘胸不畅，神疲力乏，大便闭结，经停 2 月，脉濡苔薄，孕征未显，湿浊中阻，先予调气畅中法。

鲜藿香 8g	炒枳壳 5g	新会皮 8g	白蔻仁 1.5g（后下）
炒竹茹 5g	炒蒺藜 10g	火麻仁 10g	瓜蒌仁 10g（杵）
黄郁金 8g	赤茯苓 30g	香谷芽 12g	

案 10　顾夫人，10 月 29 日

经停 3 月余，初因劳顿受惊见红，今因咳嗽又见头晕、泛恶，脉象滑利，舌苔薄白，怀孕之象微露，体弱不能养胎，姑拟宣化和中而固胎元。

炒牛蒡 6g	光杏仁 9g	浙贝母 10g	绿豆衣 8g
池菊花 8g	侧柏炭 8g	条芩炭 8g	煅石决 12g（先煎）
川楝子 8g	抱茯神 10g	黑归脾丸 10g（包）	

案 11 严嫂夫人

一诊：9 月 2 日

经居 3 月，带下绵绵，胸宇时有痞满，迩来手背疔毒肿痛，脉形滑数，怀麟之象。湿热稽留，暂予清化治之。

甘菊花 8g	地丁草 8g	净连翘 8g	江枳壳 8g
炒竹茹 8g	焦山栀 8g	带皮苓 12g	炒黄柏 8g
海螵蛸 6g	焦薏苡仁 12g	梗通草 2g	

二诊：9 月 5 日

疔毒发于手背已经破溃，口干，大便艰难，左肋痛，经停 3 月，脉象右手滑数，湿热毒邪内郁，经称，防其膏肓之变是也。暂予清解。

甘菊花 8g	地丁草 8g	净连翘 10g	净金银花 10g
焦山栀 8g	炒竹茹 8g	京赤芍 8g	瓜蒌仁 10g（打）
焦苡米 10g	福橘红 3g	板蓝根 30g（去节）	

案 12 姚夫人，7 月 5 日

经停 2 月余，脉滑、舌苔薄腻，近来寒热自汗，头胀，脘腹作痛，怀孕之征未能明显，时邪外束，郁遏气机，先予疏化畅中。

鲜藿香 8g	紫苏梗 8g	炒杭菊 8g	金铃子 8g
橘叶白各 6g	白蒺藜 6g	台乌药 8g	制香附 8g
炒枳壳 6g	炒竹茹 10g	佛手片 8g	

案 13 鲍夫人，6 月 2 日

恶风亦罢，但头汗出，食呆泛漾，胸宇不快，经停 2 月，带下甚多，舌苔黄腻。时邪郁热内恋，胃气不宣，再予芳化调中。

藿香梗 8g	炒牛蒡 6g	法半夏 8g	炒枳壳 8g
炒竹茹 8g	新会皮 8g	白蒺藜 10g	黄郁金 8g
赤茯苓 10g	炒香谷芽 10g	白蔻仁 2g（后下）	

第三节 带 下

案1 杨奶奶

一诊：10 月 19 日

头眩，心悸，胸闷泛恶，腹胀，经行先期，带下黄色，脉象虚弦，舌苔薄白，肝阳上逆，脾胃受制，失其和降，治以柔肝调中，难求断根。

稽豆衣 8g	炒池菊 8g	白蒺藜 6g	煅石决 12g（先煎）
川枳壳 8g	炒竹茹 8g	黄郁金 6g	沉香曲 6g
香谷芽 12g	白残花 2g	白蔻衣 2g（后下）	

二诊：10 月 22 日

晕眩时作，胸闷泛恶，腰脊酸疼，带下黄色，经期每月提前，血虚肝阳上逆，脾胃受制，失其和降，再以柔肝和胃。

黑料豆 10g	白蒺藜 10g	江枳壳 8g	玳瑁片 8g（先煎）
竹茹 6g（炒）	炒杜仲 10g	云茯苓 12g	煅石决 12g（先煎）
海螵蛸 12g	炒香谷芽 12g	玫瑰花 3 朵	嫩钩藤 10g（后下）

三诊：10 月 24 日

经事提前，色淡量少，头晕腰酸，腹胀，口干，脉象虚眩。肝体不足，脾用不余，木胜则土欠，气盛则火旺，此诸恙之所由来也，暂拟舒气调经。

炒当归 8g	炒丹参 8g	白蒺藜 6g	制木香 8g
橘叶白各 8g	川楝子 8g	炒杜仲 10g	炒枳壳 8g
炒竹茹 8g			

案2 瞿奶奶，6 月 2 日

精神渐振，纳食亦馨，晨起痰中带红，腰酸带下，产育频繁，真元亏损，虚火上升，再拟培养。

甜冬术 8g	炒归身 8g	炒白芍 8g	熟女贞 10g

| 抱茯神 10g | 柏子仁 10g | 炒杜仲 10g | 山茶花 8g |
| 枸杞子 10g | 香谷芽 10g | 藕节炭 2枚 | 十灰丸 10g（包） |

案3 施奶奶，10月12日

腰为肾之府，胁为肝之分野，阴虚则为头晕，腰酸，气滞则为两胁疼痛，因而带脉失司，引湿热下注则为白带绵绵，再予调养肝肾。

潼沙苑 10g	稽豆衣 8g	炒杜仲 10g	煅石决 12g（先煎）
海螵蛸 10g	云茯苓 12g	江枳壳 10g	黄郁金 10g
橘叶白各 8g	当归须 8g	桑寄生 10g	

案4 林小姐，6月1日

童年带下，进补脾化湿，已见轻减，良由带脉属脾，脾弱失制引而湿浊下注也，再宗效方进步治之。

潞党参 8g	清炙芪 8g	天生术 8g	怀山药 10g
云茯苓 10g	炒杜仲 10g	海螵蛸 10g	焦薏苡仁 10g
大芡实 10g	炙升麻 2g	炒陈皮 8g	

案5 计奶奶，6月1日

腹痛时作，腰酸，带下甚多，纳食减少，脉象濡缓。气滞湿阻，肝脾同病，治以调气和中，化浊束带。

云茯苓 10g	怀山药 8g	炒白术 10g	白蒺藜 10g
新会白 8g	延胡索 8g	川楝子 8g	白蔻衣 2g（后下）
炒杜仲 10g	海螵蛸 10g	炒薏苡仁 10g	

案6 李女士

一诊：7月3日

经事转多涩少，经后带下甚多，股膝酸软，天寒则足部不温，脉象濡滑，肝气郁滞，脾湿内阻，阳不四布，再拟健脾化浊。

| 炒白术 8g | 怀山药 6g | 云茯苓 10g | 炒当归 8g |
| 炒川仲 10g | 炒川断 10g | 海螵蛸 10g | 甘枸杞 8g |

巴戟肉 8g　　　　怀牛膝 8g　　　　白蔻仁 1.5g（后下）

二诊：7月7日

投健脾化浊，脘酸已愈，带下亦减，腹中胀满不舒，舌苔薄黄，此受暑湿之邪郁于肠胃，再予清化调理。

鲜藿香 10g	炒枳壳 8g	新会皮 8g	白蒺藜 10g
炒竹茹 8g	云茯苓 10g	金樱子 8g	炒车前 10g（包煎）
白蔻衣 1.5g	怀牛膝 8g	乌贼骨 10g	

案7　林小姐，5月25日

脾虚带脉失职，湿热下注，迭予清化和中，带下、溲黄、头汗、神疲已减十五，仍守效方增损调治。

潞党参 8g	蒸于术 6g	怀山药 8g	大芡实 10g
云茯苓 10g	海螵蛸 10g	川黄柏 6g	炒苡米 8g
新会白 6g	碧桃干 8g	浮小麦 12g	

案8　张小姐，5月26日

经事逾期未转，头晕，带下甚多，脉象濡细。湿浊下注，肝气内郁，治以理气化浊为主。

全当归 8g	鸡血藤 8g	茺蔚子 8g	白蒺藜 10g
江枳壳 8g	橘叶络各 8g	川黄柏炒 8g	海螵蛸 10g
云茯苓 10g	炒川仲 10g	月季花 3朵	

案9　李小姐，5月27日

投理气调经事已转，腹部微胀隐痛，当晚觉痞，平时带下甚多，接予调畅气机而行瘕积。

全当归 8g	紫丹参 8g	茺蔚子 8g	制香附 8g
延胡索 8g	川楝子 8g	炒枳壳 8g	橘叶白各 8g
白蒺藜 10g	炒杜仲 10g	佛手片 6g	

第四节 产后病

一、足月产后病

案1 陈少奶奶，10月24日

腹痛止，大便亦入正规，小溲不清，微觉涩滞，乳汁稀少，产后气血亏耗，任脉空虚不能生化。再予培养，欲速不达。

潞党参 8g	鲜石斛 8g	炒川仲 10g	清黄芪 8g
炒当归 8g	炒冬术 8g	炒玉竹 6g	炒苡米 10g
云茯苓 10g	新会白 8g	长须谷芽 12g	

案2 龚夫人，11月3日

产后腰俞脊背觉冷，冷彻首骨，心气内洞艰寐，口燥，脉象细弱，舌苔厚腻，荣血亏耗，心肾不交，亟与补益，毋使久延。

炒熟地 10g	潼沙苑 10g	山萸肉 8g	砂仁 1g（同炒）
菟丝子 8g	甘枸杞 8g	熟女贞 10g	炙狗脊 6g
炒杜仲 6g	炒续断 6g	夜交藤 8g	抱茯神 12g
新会白 6g			

案3 徐奶奶，11月12日

产后3月，经已再行，营阴亏耗，腰脊酸楚，睡眠艰难，目糊，脉细。再拟培养肝肾。

炒生地 10g	山萸肉 8g	熟女贞 10g	甜桑椹 10g
炒杜仲 10g	金毛脊炙 8g	炒池菊 8g	潼白蒺藜各 10g
云茯苓 10g	玫瑰花 3朵	煅石决 20g（先煎）	

案4 杨少奶奶，1929年1月2日

产后营血亏耗，虚火不静，投坚阴和中之品，脘痛已微，面浮亦减，

舌光绛，脉细数。再守原方调理。

细生地黄10g	当归身8g	炒白芍8g	煅牡蛎12g（先煎）
炒竹茹8g	炒冬术8g	炒玉竹8g	怀牛膝8g（盐水炒）
炒扁豆10g	绿萼梅2g	炒蒺皮10g	

案5　陈少奶奶

一诊：10月8日

产后即得溲癃证，尿意频数，努力始得，微有刺痛，口干，腰疼，脉细滑数，延今过月，瘀热内积，膀胱不洁，治以清化通利方。

土牛膝6g（炒）	炒牡丹皮8g	生草梢6g	海金沙8g
瞿麦穗8g	炒杜仲12g	块滑石12g	炒车前10g（包煎）
江枳壳8g	炒黄柏8g	焦薏苡仁12g	

二诊：10月9日

产后得溲癃证，频数不爽，腰酸，小腹酸滞，脉细滑数，口干。膀胱为州都之官，瘀热内蓄，不能蒸化，治以清利下焦。

土牛膝6g（炒）	延胡索8g	金铃子8g	带皮苓12g
生草梢8g	炒杜仲8g	海金沙8g	瞿麦穗8g
净石韦8g	炒黄柏8g	焦薏苡仁12g	

三诊：10月11日

两进清利下焦，腰痛、小腹酸滞已见轻减，小溲亦然艰涩不爽，口干，脉细滑数。留瘀未尽，湿热内蓄，再予前法出入。

炒丹参8g	京赤芍6g	川楝子8g	炒杜仲6g
生草梢8g	带皮苓15g	海金沙8g	瞿麦穗8g
炒黄柏8g	通天草8g	车前子6g（包煎）	

四诊：10月14日

投祛瘀而化湿热，腰痛、小腹酸滞均见轻减，小溲亦然艰涩而刺痛亦渐减，脉象细滑。得之产后膀胱不约不节，再拟前方增损。

京赤芍6g	炒黄柏8g	川楝子8g	炒杜仲10g

| 炒续断 10g | 生草梢 8g | 瞿麦穗 8g | 车前子 10g（包煎） |
| 海金沙 8g | 净石韦 8g | 焦薏苡仁 12g | |

五诊：10 月 17 日

祛瘀浊，化湿热，小溲转畅，小腹酸滞亦减，得之产后延今 1 月，乳汁为之稀少，此正气亏损未复也，接予益气和荣，仍入清化之品。

潞党参 8g	炒白术 8g	全当归 8g	炒杜仲 10g
炒续断 10g	生草梢 8g	炒黄柏 8g	海金沙 8g（包）
焦薏苡仁 12g	川楝子 8g	炒蒺藜 10g	

六诊：10 月 20 日

小溲涩痛已愈，胃纳尚佳，乳汁稀少，大便腹疼不爽似痢，得之产后，气血亏损未复，湿热停滞下焦，续予扶元祛邪方。

潞党参 8g	清炙芪 8g	炒当归 8g	炒白术 8g
炒杜仲 6g	新会白 8g	煨木香 2g	彩云曲 10g
大腹皮 10g	炒香谷芽 10g	焦薏苡仁 10g	

七诊：10 月 24 日

腹痛止，大便亦入正轨，小溲不清，微觉涩滞，乳汁稀少，脉象濡软。产后气血亏耗，八脉空虚，不能生化，再予培养，欲速不达。

潞党参 8g	清炙芪 8g	炒当归 8g	鲜石斛 8g
炒冬术 8g	炒玉竹 6g	炒杜仲 10g	炒薏苡仁 10g
云茯苓 10g	长须谷芽 12g	新会白 8g	

案6 徐奶奶

一诊：9 月 9 日

或觉轰烈，或觉似寒，头痛甚剧，胸宇烦闷，口淡，腰酸，小腹气攻隐痛，脉弦数，肝脏气火郁结，失其条达之性，治以清肝调气。

银川柴胡 3g	冬桑枝 8g	杭菊花 8g	薄荷尖 3g（后下）
蔓荆子 8g	白蒺藜 10g	炒枳壳 8g	川楝子 8g
黄郁金 10g	荷蒂 2 枚	煅石决 12g（先煎）	

二诊：9 月 11 日

产后经水未通，浮肿消退而内热不消，时觉轰热起，腹饥纳食不旺，肢软力乏，脉象濡细带数，阴虚湿热内恋，治以清营芳化。

银川柴胡 1.5g	地骨皮 8g	嫩白薇 6g	焦冬术 8g
带皮苓 12g	新会白 8g	炒姜皮 10g	炒竹茹 8g
桑寄生 10g	炒苡米 10g	丝瓜络 8g	

案7 徐少奶奶，9 月 21 日

一诊：经闭有血枯血滞之分，今月事乃转于产后，潮热消烁，腰酸，脉象细弱，属于肝肾阴亏显然，治以坚阴和营。

白当归身 8g	炒白芍 8g	鸡血藤 8g	炒川仲 6g
甘枸杞 8g	熟女贞 10g	嫩白薇 10g	炒竹茹 8g
茺蔚子 10g	菟丝子 8g	月季花 3 朵	

二诊：9 月 24 日

血枯经闭，潮热已淡，腰酸心悸，又因外感咳呛，口苦食减，脉象细弱，此亦痼疾加以外感之属，再拟前法参入宣化。

全当归 8g	鸡血藤 8g	炒玄参 8g	炙款冬 8g
炙紫菀 8g	炒牛蒡 6g	光杏仁 10g	浙贝母 10g
橘红 8g	炒竹茹 8g	抱茯神 12g	

案8 徐少奶奶，8 月 16 日

足部浮肿，晨起面部亦见虚浮，胸闷，小溲极短，脉象濡滑，产后气血未复，面色不华，湿浊之邪中阻矣。予逐化宽中法。

紫苏梗 8g	炒枳壳 8g	带皮苓 12g	黄郁金 8g
新会皮 8g	大腹皮 10g	炒泽泻 10g	汉防己 10g
焦苡米 12g	淡姜皮 1.5g	白蔻仁 1.5g（杵，后下）	

案9 吴嫂夫人

一诊：9 月 21 日

昨日身热之后，仍有恶寒头胀，胸宇不畅，纳食减少，四肢酸软，脉象细弦带数，舌苔薄腻。产后失调，营卫不和，时邪外乘，治以轻疏和中。

冬桑叶 8g	杭菊花 8g	炒防风 8g	白蒺藜 10g
橘白 8g	炒枳壳 8g	焦山栀皮 8g	淡竹茹 8g
黄郁金 6g	茯苓 12g	香谷芽 12g	

二诊： 9 月 22 日

产后失调，营卫不和，感受风寒，曾经发热，昨予疏解，表邪已撤，头胀胸闷，肢酸亦见轻减，脉细弦数。内热未清，予清热。

冬桑叶 8g	净连翘 10g	杭菊花 8g	焦栀皮 8g
白蒺藜 10g	炒枳壳 8g	炒竹茹 8g	黄郁金 6g
赤茯苓 10g	丝瓜络 8g	香谷芽 10g	

案 10 胡太太，1929 年元旦

产后形寒头胀，目干齿胀，胸痛，骨节酸疼，脉象浮濡而数。感受时邪，内郁肺胃，治以清宣。

冬桑叶 8g	杭菊花 8g	炒竹茹 8g	牛蒡子 6g（炒）
焦栀皮 8g	光杏仁 10g	江枳壳 8g	炒薄荷（后下）2g
白蒺藜 10g	净连翘 10g	丝瓜络 8g	

二、小产后病

案 1 凌奶奶，10 月 10 日

脉象濡缓，舌苔黄腻，小产之后，时有胸脘缭乱，头晕目花，泛漾欲吐，食减，当胸一线觉冷，胃气虚寒，湿浊中阻，拟辛开苦降之法。

人参须 2g	仙半夏 6g	枳实炭 8g	新会皮 8g
黄郁金 6g	白蒺藜 10g	沉香曲 10g	大砂仁 2g（后下）
代代花 3g	老薤白 2g	瓜蒌仁（打）10g	

案 2 孔奶奶，1930 年 1 月 2 日

腹痛已愈，头晕，胸宇嘈杂，赤白带下，脉濡细。小产之后，肝肾并亏，续予调养。

归身炭 8g	焦白芍 8g	生地炭 10g	炒杜仲 10g
乌贼骨 10g	云茯苓 10g	樗皮炭 10g	侧柏炭 8g
陈棕炭 8g	炒蒺藜 10g	生熟薏苡仁各 10g	

案 3 王夫人，1930 年元旦

小产后恶露净而复至，淋漓六七日不断，头痛，腰酸，脉象濡细。冲任不固，治以和荣止漏。

炒归身 8g	焦白芍 8g	炒白术 8g	潼沙苑 10g
杜仲 10g	海螵蛸 10g	侧柏炭 8g	陈棕炭 8g
炮姜炭 0.5g	云茯苓 10g	藕节炭 4 枚	

案 4 江少奶奶，1929 年 1 月 2 日

小产 4 月，身热起伏，汗出颇多，头痛口干，舌苔中剥，脉浮濡数。营亏感受时邪，虑其缠绵，治以辛凉清解。

霜桑叶 8g	炒杭菊 8g	嫩白薇 10g	炒蒌皮 8g
焦橘皮 8g	佩兰梗 8g	青蒿梗 8g	绿萼梅 2g
光杏仁 10g	江枳壳 8g	炒竹茹 8g	

第五节　妇科杂病

案 1 仇奶奶，欧战休战日

每值经行，腰后尾闾肢体酸痛，头晕，夜寐梦扰纷纭，胸宇泛漾，脉细滑，舌中剥。此症似寒而实属热症也。治以调肝为主。

炒当归 8g	川楝子 8g	炒白芍 8g	炒杜仲 10g
桑寄生 10g	炒续断 10g	夏枯草 8g	生石决 15g（先煎）
忍冬藤 10g	丝瓜络 8g	怀牛膝 10g（盐水炒）	

案2 王奶奶，欧战休战日

呕恶后起，纳食不馨，经停月余，脉濡，微露滑象，失其和降，予芳香调中。

炒蒺藜 10g	江枳壳 8g	炒竹茹 8g	新会白 8g
炒川连 0.5g	宋半夏 8g	云茯苓 10g	佛手片 8g
香橼皮 8g	绿萼梅 1.5g	香谷芽 10g	

案3 周奶奶，9月8日

投温经方，腰酸，小腹觉堕，胻软乏力，经停3月，有续至之势，血海虚寒亦仍显著，再拟前法出入，攻逐3剂不政也。

全当归 8g	酒炒白芍 8g	大川芎 1.5g	两头尖 10g
制香附 8g	艾绒炭 8g	杜红花 1.5g	炒川仲 10g
炒青皮 12g	延胡索 6g	月季花 3朵	

案4 李小姐，11月15日

经水两旬未止，腰不酸，头微胀，眩晕时作，形寒。脉象濡细。肝肾亏损，治以和养。

炒归身 8g	炒白芍 8g	甘枸杞 6g	生熟地（炒）各10g
熟女贞 10g	炒杜仲 10g	绿豆衣 8g	煅石决 12g（先煎）
白蒺藜 10g	荆芥炭 1.5g	炒陈皮 8g	

案5 张女士，1月3日

夜寐醒后不易入睡，目糊脸肿，经行腰疼，四肢经络不利，肝血肾阴并亏，再拟调养安神。

白归身 8g	炒白芍 8g	熟枣仁 10g	潼白蒺藜各10g
炙远志 1.5g	辰茯神 12g	炒池菊 8g	夜交藤 8g
合欢花 8g	甜桑椹 10g	丝瓜络 8g	

案6 凌奶奶，10月23日

投生姜泻心汤，胸宇痞结，寒冷已衰大半，耳鸣，午后头痛，脉象濡细而迟，脾胃虚寒，水饮内蓄，再予温运泄化。

人参须 1.5g	仙半夏 6g	炒蒺藜 10g	肉桂心 0.5g
炒枳壳 8g	淡干姜 1g	新会皮 8g	白蔻仁（杵）1.5g
香橼皮 8g	云茯苓 12g	生熟谷芽各 12g	

案7　刘小姐，8月25日

经行9月，潮热起伏亦已2月，胸闷腰酸，作恶嗳噫，脉象细弦带数，面色不华，奇经亏损，肝火内燔，劳怯之门在望，暂予养营法。

熟地黄 10g	炒白术 6g	鸡血藤 6g	银川柴胡 5g
地骨皮 5g	熟女贞 10g	炒川仲 10g	江枳壳 8g
嫩白薇 10g	橘叶白各 8g	月季花 3 朵	

案8　胡小姐，8月25日

经行如期，面色黄，量少，腰俞疼痛时作，肝肾阴虚，脾湿下注，脉象濡细，治以和营化湿，候正。

炒当归 8g	酒炒白术 8g	大川芎 1.5g	金毛脊炙 10g
炒川仲 10g	制香附 8g	怀山药 6g	云茯苓 12g
炒泽泻 10g	茺蔚子 5g	艾绒炭 10g	

案9　尤夫人，9月20日

投养血活络，左臂酸麻大减，惟经期酸麻易复见，脉来细弱，舌苔薄腻。气血交亏，失其固摄之能，再拟培养。

清炙芪 8g	炒当归 8g	焦白术 8g	甘枸杞 8g
熟女贞 10g	侧柏炭 8g	川断肉 10g	桑寄生 10g
西秦艽 6g	络石藤 10g	丝瓜络 8g	

案10　陶夫人

一诊：9月29日

寒热往来，一日数度，汗出不解，头昏，胸疼，口苦，渴不多饮，大便燥结，胯间结核，脉浮数，苔白腻，风邪挟湿，内郁少阳，已经6

日，适值临经，拟宣化和解。

冬桑叶 8g	软柴胡 1.5g	淡黄芩 8g	炒牛蒡 6g
仙半夏 8g	光杏仁 10g	焦山栀 6g	炒赤芍 6g
炒枳壳 8g	淡竹茹 8g	藿佩梗各 6g	

二诊： 9 月 30 日

昨予清宣和解，凉寒撤除，身热淡而未清，头昏，咳呛，舌苔白腻，脉象濡数，少阳郁伏之邪清泄，适值经行，再予疏化清解。

清豆卷 12g	冬桑叶 8g	焦山栀 8g	炒牛蒡 6g
炒枳壳 8g	淡竹茹 8g	光杏仁 10g	浙贝母 10g
仙半夏 8g	炒赤芍 8g	省头草 6g	

案 11 朱夫人，9 月 7 日

血症七八载未发，近因胸宇烦冤，咯吐盈盈，口干味苦，寐难惊惕，时有轰热，烦劳多汗，大便白黑如墨，阴虚气失冲逆，下经旬日，仿缪氏治之。

黛蛤散包 12g	生地炭 10g	条芩炭 8g	焦山栀 8g
炒丹皮 8g	怀牛膝 6g	辰茯神 12g	珍珠母 12g（先煎）
墨旱莲 8g	藕节 2 枚	青龙齿 12g（先煎）	

第四章

儿科医案

第一节 发　　热

案1　张宝宝

一诊：8月23日

昨予清宣化邪，身热较淡，时间亦短，喉间痰多，口干，脉象濡滑而数。暑热内蕴已经逾月，再予守方出入，以不生变化为佳。

金石斛10g	鲜藿香10g	青蒿梗8g	鸡苏散12g（包）
嫩白薇8g	焦栀皮8g	竹沥夏8g	冬瓜子10g
赤茯苓12g	银川柴胡3g	扁豆衣10g（炒）	

二诊：8月24日

刻诊身热已清，舌苔亦化，脉转濡缓，喉间痰浊仍多，口干，溲数。病已逾月，仍防余邪复燃，接予生津涤痰而祛余邪，候正。

金石斛10g	鲜藿香8g	炒牛蒡6g	益元散12g（包）
炙僵蚕10g	嫩白薇8g	净连翘10g	炒枳壳8g
淡竹茹8g	生熟谷芽各10g		

案2　雷宝宝

一诊：10月22日

寒热自汗，咳嗽，呼吸气短，口干，脉象浮滑而数，舌质红。暑气郁发，新风外束，郁于肺胃两经，颇虑缠绵，坚予清宣。

清豆卷10g	苏佩梗8g	冬桑叶8g	炒牛蒡6g

| 嫩前胡 8g | 光杏仁 10g | 江枳壳 6g | 竹茹 6g（同炒） |
| 净连翘 10g | 浙贝母 10g | 焦山栀皮 8g | 嫩钩藤 10g（后入） |

二诊：10 月 23 日

昨予清宣上焦，身热已淡，咳嗽，痰声辘辘，口干，昏睡，脉滑。风痰余热郁于肺胃，气机不利，仍防增变，接予宣化，候正。

净蝉蜕 3g	炙紫菀 6g	炒牛蒡 6g	嫩前胡 8g
竹沥夏 6g	橘红 8g	炙僵蚕 10g	浙贝母 10g
冬瓜子 10g	石菖蒲根 3g	焦山栀皮 8g	

三诊：10 月 25 日

予宣化之剂，咯痰甚多，寒热昏睡均愈，痰声尚盛，风邪外郁，痰浊恋于中上二焦，再予宣肺涤痰可也。

炙紫菀 8g	炒牛蒡 6g	嫩前胡 8g	光杏仁 10g
浙贝母 10g	橘红 10g	竹沥夏 2g	冬瓜子 10g
炙僵蚕 10g	炒枳壳 8g	抱茯神 10g	

案3　程宝宝

一诊：9 月 12 日

伤风流涕已经多日，昨起身热甚炽，无汗，啼哭少泪，大便不爽，脉浮弦数，舌苔薄白，指纹紫，时邪郁肺，肺气不宣，治以辛凉。

淡豆豉 10g	荆芥穗 8g	冬桑叶 8g	焦山栀 8g
净连翘 10g	淡竹茹 8g	光杏仁 10g	江枳壳 8g
梗通草 1.5g	荷叶 1 方	嫩钩藤 10g（后入）	

二诊：9 月 13 日

身热甚炽，玄府或泄或闭，鼻塞流涕，口干引饮，脉象弦而数，时邪外乘，郁而化热，蕴于肺胃，再拟辛清凉解治之。

葛根 1.5g	冬桑叶 6g	青蒿梗 6g	薄荷 1.5g（后入）
炒知母 6g	焦栀皮 6g	净连翘 6g	炒牛蒡 3g
炒竹茹 6g	钩藤 10g	朱赤苓 10g	

案4 张宝宝

一诊：9月2日

身热不解，感受风邪而又炽热，咳嗽痰多，脉象浮滑。病久正伤，何堪再遭挫折，再拟清宣清解，候正。

净蝉蜕 3g	炒防风 8g	冬桑叶 8g	青蒿梗 8g
焦栀皮 8g	炒牛蒡 6g	嫩前胡 6g	浙贝母 10g
冬瓜子 10g	薄橘红 2g	荷叶 1 方	

二诊：9月3日

外感经久身热，淡而复起，咳嗽，痰多不爽，形瘦肉削，脉象濡滑而数，舌苔薄腻。余邪逗留，气阴已伤，防延入损，治以清营宣化。

金石斛 10g	银川柴胡 8g	嫩白薇 10g	焦栀皮 6g
嫩前胡 8g	浙贝母 10g	冬瓜子 10g	净连翘 10g
佩兰梗 6g	赤苓 10g	长须谷芽 12g	

案5 朱宝宝

一诊：5月25日

身热起伏已经 2 天，得汗不解，咳呛口干，大便溏薄，小溲短赤，脉象浮数。风温逗留肺胃，治以清宣和中。

冬桑叶 8g	杭菊花 8g	荆芥穗 8g	鸡苏散 10g（包）
炒牛蒡 6g	焦栀皮 8g	净连翘 10g	嫩前胡 10g（后入）
浙贝母 10g	朱赤苓 10g	炒扁豆衣 12g	

二诊：5月26日

身热淡而不清，口干，咳嗽，大便溏薄，溲短，舌苔薄腻。风温夹湿稽留，再与清宣和中可也。

粉葛根 2g	冬桑叶 8g	防风炭 8g	炒牛蒡 6g
法半夏 8g	新会白 8g	焦栀皮 8g	炒竹茹 8g
朱赤苓 10g	大腹皮 10g	炒扁豆衣 10g	

三诊：5月27日

身热已淡，咳嗽亦稀，大便不实，小溲短少，舌质红，苔薄白。湿热余邪稽留，再予清化可也。

冬桑叶 8g	防风炭 8g	炒牛蒡 10g	浙贝母 10g
法半夏 8g	炒竹茹 8g	藿香梗 8g	青蒿梗 8g
梗通草 2g	焦姜皮 10g	炒扁豆衣 10g	

四诊：5月29日

外邪已罢，余邪稽留，咳嗽已稀，掌心微红，大便不实，小溲短少，脉象濡数。续予清解和中可也。

佩兰梗 8g	青蒿梗 8g	嫩白薇 8g	焦栀皮（炒）6g
淡竹茹 8g	焦姜皮 10g	梗通草 2g	扁豆衣（炒）10g
新会白 8g	生熟薏苡仁各 10g		

案6 顾宝宝

一诊：10月27日

身热，咳嗽痰多，口干，食呆，大便不实，汗液极少，得之半月。新风引动伏邪，蕴于肺胃，脉象滑数，舌苔白腻。治以疏化，勿轻视之。

香紫苏 8g	清豆卷 12g	藿香梗 8g	炒牛蒡 6g
竹沥夏 3g	橘红 6g	浙贝母 10g	冬瓜子 10g
焦栀皮 8g	酒枳壳 6g	赤茯苓 12g	

二诊：10月29日

身热半月余，二进疏化肺胃之剂，热势较淡，咳嗽，痰声较爽，脉象滑数，舌薄腻，淹缠之症，再守原意出入。

清豆卷 10g	苏佩叶各 8g	净蝉衣 3g	炒牛蒡 6g
焦栀皮 8g	嫩白薇 10g	浙贝母 10g	炙僵蚕 10g
竹沥夏 6g	朱赤苓 10g	橘红 8g	

案7 胡宝宝

一诊：9月25日

身热甚炽，8日不解，咳呛痰多，神疲嗜睡，脉细数，舌光红绛，伤寒热郁于肺胃，缺盆下痰核大如鸡卵，小舟重载，亟予清热宣肺涤痰。

炙麻黄 1g	光杏仁 12g	净蝉衣 3g	生石膏 12g（先煎）
竹沥夏 6g	川浙贝各 6g	炒牛蒡子 6g	净连翘 10g
竹叶茹各 8g	炙僵蚕 10g	朱赤苓 10g	

二诊：9 月 26 日

身热 9 日，昨予麻杏石甘汤，得汗不解，咳嗽痰多，气机窒滞，神乏嗜睡，脉细滑，舌绛。伤寒化热挟痰，内蕴上焦不能宣发，仍与前法出入，候正。

炙麻黄 1.5g	光杏仁 12g	菖蒲根 8g	生石膏 12g（先煎）
川浙贝各 10g	黄郁金 6g	炒牛蒡子 6g	净连翘 10g
白薇前各 10g	江枳壳 8g	梗通草 1.5g	

案 8 刘宝宝，9 月 27 日

寒热 3 日，得汗不解，头晕，口干，胯间结核，疼痛，脉浮濡数，新凉外乘，郁于肺胃，有化热之势，亟予清解。

冬桑叶 8g	青防风 8g	苦桔梗 1.5g	炒薄荷 1.5g（后入）
炒枳壳 8g	焦山栀 8g	净连翘 10g	炒竹茹 8g
生姜 1.5g	丝瓜络 8g	忍冬藤 10g	

案 9 柳宝宝

一诊：10 月 27 日

寒热不扬，口渴，啼哭无泪，烦扰不安。大便稀水，一日数行，脉象濡数，舌苔白腻。脾虚寒邪乘袭，防成慢惊，急予温化和中。

紫苏梗 8g	扁豆衣炒 10g	新会皮 8g	煨肉果 8g
云茯苓 12g	姜竹茹 8g	大腹皮 10g	焦米仁 12g
煨姜片 2 片	炒谷麦芽各 12g		

二诊：10 月 28 日

大便稀水初如豆汁，今转黄色，身热烦扰，口干，脉濡滑数，舌苔白腻，时邪外乘，脾运无权，小舟重载，再予疏化和中。

荆芥炭 1.5g	炒防风 1.5g	扁豆衣包 10g	新会皮 8g
煨肉果 6g	炮姜炭 1g	大腹皮 10g	云茯苓 12g
炒泽泻 10g	炒竹茹 6g	炒香谷芽 10g	

案 10 黄宝宝，8 月 23 日

身热 4 日，入夜较炽，汗出不解，咳嗽，痰多作恶，苔腻，脉象滑数，暑风挟痰，湿蕴积肺胃，防风邪增剧，亟予清疏宣化，候正。

清豆卷 12g	净蝉衣 3g	炒防风 8g	炒牛蒡 6g
炙僵蚕 10g	象贝母 10g	焦栀皮 10g	生蒿梗 8g
薄橘红 5g	炒竹茹 8g	原赤苓 8g	

案 11 陈宝宝，10 月 24 日

身热得汗不解，咳嗽，痰多如哮喘，口干，脉象滑数，舌苔薄黄，新风外乘，肺气不宣，故其缠绵，亟予疏化。

荆芥穗 8g	青防风 8g	冬桑叶 8g	炒牛蒡 6g
苦桔梗 1.5g	江枳壳 8g	焦栀皮 8g	净连翘 10g
炒竹茹 8g	仙半夏 8g	范志曲 10g	

案 12 雷宝宝

一诊：10 月 23 日

昨予清宣上焦，身热已淡，咳嗽，痰声沥沥，口干，昏睡，脉滑。风痰余热，郁热于肺胃，气机不利，仍防增变。接予宣化，候正。

净蝉衣 3g	僵蚕 10g	炙紫菀 8g	嫩前胡 8g（炙）
竹沥夏 6g	浙贝母 10g	炒牛蒡 6g	橘红 8g
冬瓜子 10g	焦山栀皮 8g	菖蒲根 1.5g	

二诊：10 月 25 日

予宣化之剂，咳痰甚多，寒热迷睡均愈，痰声尚盛，风邪外郁，痰浊恋中上焦。再予宣肺涤痰可也。

| 炙紫菀 8g | 炒牛蒡 6g | 嫩前胡 8g | 光杏仁 10g |

| 浙贝母 10g | 橘红 8g | 竹沥夏 6g | 冬瓜子 10g |
| 炙僵蚕 10g | 炒枳壳 8g | 抱茯神 10g | |

案 13　张宝宝

一诊：8 月 23 日

昨予清宣化邪，身热较淡，时间亦短，喉间痰多，口干，脉象濡滑而数，暑湿内蕴已经月余，再予守效方出入，以不生变化为佳。

金石斛 10g	鸡苏散 12g	鲜藿香 10g	青蒿梗 5g
嫩白薇 5g	焦栀子 5g	竹沥夏 5g	冬瓜子 10g
扁豆衣 10g	赤茯苓 12g	银柴胡 3g	

二诊：8 月 24 日

刻诊身热已清，舌苔亦化，脉转濡缓，喉间痰浊仍多，口干，溲数，病逾经月，仍防余邪复燃，接予生津涤痰而祛余邪，候正。

金石斛 10g	鲜藿香 8g	炒牛蒡 6g	益元散（包）12g
炙僵蚕 10g	浙贝母 10g	嫩白薇 5g	净连翘 10g
炒枳壳 8g	淡竹茹 5g	生熟谷芽各 10g	

案 14　陈宝宝，10 月 24 日

身热，得汗不解，咳嗽痰多，有如哮喘，口干，脉象滑数，舌苔薄黄。新凉外盛，肺气不宣，防其缠绵，亟予疏化。

荆芥穗 8g	青防风 8g	冬桑叶 8g	炒牛蒡 6g
苦桔梗 3g	江枳壳 8g	焦栀皮 8g	净连翘 10g
炒竹茹 8g	仙半夏 8g	范志曲 10g	

案 15　金宝宝，10 月 2 日

身热 1 日，朝轻暮盛，咳呛多痰，口干，脉濡数，舌苔黄腻。感受新凉，郁于上焦，肺气不宣，治以疏解，防其缠绵。

| 冬桑叶 8g | 杭菊花 8g | 炒牛蒡 6g | 炒薄荷 3g（后下） |
| 嫩前胡 8g | 光杏仁 10g | 浙贝母 10g | 橘红 5g |

焦栀皮 3g　　　炒竹茹 6g　　　朱茯苓 12g

案16 王童

一诊：5月26日

寒热暮盛，头痛，口干，饮水呕吐，脉滑，舌白腻。风温夹湿，蕴于阳明，虑其缠绵，治以疏化。

炒香谷芽 10g　　冬桑叶 8g　　　藿香梗 8g　　　黄郁金 6g

江枳壳 8g　　　炒竹茹 8g　　　制川朴 3g　　　焦栀子 8g

净连翘 10g　　　新会白 5g　　　赤茯苓 10g

二诊：5月27日

身热较淡，呕吐已止，头痛项强，口干，胸闷，舌苔白腻。风温湿浊内阻，邪势鸱张，再拟疏化清解，防滋变端。

粉葛根 3g　　　青防风 8g　　　制川朴 3g　　　鸡苏散 12g（包）

炒牛蒡 6g　　　炙僵蚕 10g　　　焦栀皮 8g　　　净连翘 10g

黄郁金 8g　　　江枳壳 8g　　　丝瓜络 8g

三诊：5月28日

身热头痛，项强不能转侧，口干，胸闷，舌苔黄腻。属痉病，风温痰浊内阻，深虑滋变，仿葛根汤法治之，候正。

粉葛根 3g　　　川羌活 3g　　　青防风 8g　　　杭菊花 6g

炒牛蒡 6g　　　焦山栀 8g　　　淡黄芩 8g　　　炙僵蚕 10g

橘红络各 8g　　忍冬藤 10g　　　丝瓜络 8g

案17 程宝宝

一诊：5月25日

身热得汗仍炽，咳痰，口臭，便薄，舌苔黄腻、尖红，脉数。颊部风痧隐现。风温内郁化火之势，急予清宣。

冬桑叶 8g　　　青蒿梗 8g　　　炒牛蒡 6g　　　南薄荷 2g（后入）

嫩前胡 8g　　　焦栀皮 8g　　　净连翘 10g　　　浙贝母 10g

炒竹茹 8g　　　梗通草 3g　　　干芦根 18g（去节）

二诊：5月26日

身热起伏，咳嗽口干，服药呕吐，痰涎甚多，大便不实，脉象浮濡而数。风温内郁，肝胃同病，治以清透。

粉葛根2g	冬桑叶8g	青蒿梗8g	鸡苏散12g（包）
焦栀皮8g	浙贝母10g	江枳壳8g	炒竹茹8g
法半夏6g	朱赤苓10g	干芦根15g（去节）	

案18 杨宝宝

一诊：9月5日

身热来复，汗出不解，咳嗽痰多，时有头胀，脉浮数，舌苔薄腻。感受新凉，郁于肌表，肺气不宣，防其再延化热，治以辛散上焦。

冬桑叶8g	青防风8g	净蝉蜕3g	南薄荷3g（后入）
炒牛蒡6g	焦山栀6g	苦桔梗1g	江枳壳8g
光杏仁10g	浙贝母10g	广橘红8g	

二诊：9月6日

昨予辛散，上焦身热大减，咳呛，咯痰不爽，痰有臭味，齿缝出脓，脉濡滑数。余热稽留肺胃两经，续予清解可也。

冬桑叶8g	青蒿梗8g	净蝉蜕3g	炒薄荷3g（后入）
炒牛蒡6g	焦山栀6g	炒知母6g	净连翘10g
光杏仁10g	浙贝母10g	炒竹茹8g	

三诊：9月7日

寒热之后，纳食减少，食入即便，便下不化，形体不充，脉缓，苔腻。肠胃薄弱，消运力乏，不能泌其清浊，以奉生身，治以建中固肠。

炒白术8g	怀山药8g	云茯苓10g	煨肉果6g
清炙甘草3g	扁豆衣8g	藿香梗8g	白蔻衣（后下）3g
生谷芽10g	罂粟壳3g	焦薏苡仁6g	

四诊：9月8日

寒热已退，头晕，口有臭味，频转矢气，脉濡滑数。此余热稽留于胃，胃为湿热之薮，续予清解。

冬桑叶 8g	杭菊花 8g	青蒿梗 8g	净连翘 10g
焦山栀 8g	光杏仁 10g	炒知母 8g	淡竹茹 8g
梗通草 3g	丝瓜络 8g	朱赤苓 12g	

案19　顾宝宝

一诊： 10月27日

身热，咳嗽痰多，口干，食呆，大便不实，汗液极少，得之半月，新风引动伏邪，蕴于肺胃，脉象滑数，舌苔白腻。治以疏化，勿轻视之。

香紫苏 8g	清豆卷 12g	藿香梗 8g	炒牛蒡 6g
竹沥夏 3g	橘红 6g	浙贝母 10g	冬瓜子 10g
焦栀皮 8g	江枳壳 8g	赤茯苓 12g	

二诊： 10月29日

身热半月余，二进疏化肺胃之剂，热势较淡，咳嗽，痰声较爽，脉象滑数，舌薄腻。缠绵之症，再守原意出入。

清豆卷 10g	苏佩叶各 8g	净蝉蜕 3g	炒牛蒡 6g
焦栀子 6g	嫩白薇 10g	浙贝母 10g	炙僵蚕 10g
竹沥夏 6g	橘红 8g	朱赤苓 10g	

三诊： 10月30日

投疏化清解法，身热起伏，咳嗽，痰声颇爽，神疲，但欲眠睡，脉滑数，舌苔薄。秋温为病，再予宣化和胃。

清豆卷 12g	净蝉蜕 3g	冬桑叶 8g	焦栀皮 8g
浙贝母 10g	炙僵蚕 10g	橘红 8g	梗通草 3g
炒牛蒡 6g	嫩前胡 8g	嫩白薇 6g	

四诊： 11月2日

身热淡而未清，咳嗽作恶，神疲嗜卧，大便不实，小溲短少，脉濡滑数，舌苔根腻。大势已平，余热痰浊逗留，再予清化涤痰。

银柴胡 8g	嫩白薇 10g	佩兰梗 8g	炒牛蒡 6g

法半夏 6g   橘红 8g   海浮石 10g   冬瓜子 10g

浙贝母 10g   炒扁豆衣 10g   赤茯苓 10g

第二节 咳　嗽

案 1　徐宝宝，7 月 3 日

咳呛无痰，已越 3 月，喉痒，胸胁掣痛，口干，食减，脉滑数，舌匀净，风邪久郁化热，肺肃无权，治以清气豁痰主之。

净蝉衣 1.5g   炙斗铃 1.5g   嫩射干 8g   炒牛蒡 6g

嫩前胡 8g   光杏仁 6g   净连翘 10g   江枳壳 8g

冬瓜子 10g   地枯萝 10g   枇杷叶 10g（去毛，包）

案 2　王宝宝

一诊：1930 年元旦

寒热鼻煽，痰声甚多，大便溏薄黏秽，脉象滑数。风邪食滞交阻肠胃，治以疏化畅中，候正。

藿苏梗各 8g   炒荆芥 8g   冬桑叶 8g   焦栀皮 8g

炙僵蚕 10g   大腹皮 10g   浙贝母 10g   朱茯苓 10g

彩云曲 10g   炒谷麦芽各 10g   江枳壳 6g

二诊：1 月 2 日

寒热咳嗽，痰多气急，大便稀薄，脉滑数，苔腻已净。风痰郁肺，食滞伤胃，续予疏化和中。

炒荆芥 8g   冬桑叶 8g   藿香梗 8g   焦栀皮 6g

炙僵蚕 10g   炒扁豆 10g   大腹皮 10g   半贝丸 10g（包）

赤茯苓 10g   炒竹茹 8g   炒香谷芽 10g

案 3　朱童，5 月 27 日

痰黏喉头，咯吐不爽，见食厌恶，神疲力乏，脉象濡滑，舌苔薄腻，脾湿胃热，郁蒸缠绵，治以清化调中。

藿佩梗各8g	川朴花3g	净连翘10g	江枳壳8g
竹沥夏8g	光杏仁10g	薄橘红8g	白蔻仁3g（后下）
云茯苓10g	炙鸡金8g	生熟薏苡仁各10g	

案4 裘宝宝，9月23日

咳嗽，痰声甚多，咳甚恶吐，思食即厌，形肉瘦削，脉象濡滑，舌红有红刺。肺蓄风痰，脾胃薄弱，拟宣肺和中。

净蝉蜕3g	炙款冬8g	炒牛蒡6g	薄橘红6g
光杏仁10g	象贝母10g	仙半夏5g	炒谷麦芽各10g
江枳壳8g	炒竹茹8g	白蔻仁1g（杵，后下）	

案5 朱宝宝

一诊：11月1日

泄泻之后，咳嗽，咳有痰声，能食形瘦，烦扰不安，脉象细滑，舌苔花剥。风邪湿热郁于肺胃，颇虑增变，暂予宣肺和胃。

净连翘3g	炙紫菀8g	炒牛蒡6g	海浮石8g
光杏仁10g	浙贝母10g	淡竹茹8g	净连翘10g
炒枳壳10g	橘白10g	赤苓10g	

二诊：11月2日

风痰凝滞上焦，肺气不宣，咳嗽痰多，时有太息，脉象濡滑。清肃之令失司，阳明亦有郁热，接予宣化和中。

炙紫菀8g	炒牛蒡6g	嫩前胡8g	海浮石8g
冬瓜子10g	橘红8g	光杏仁10g	象贝母10g
竹沥夏6g	江枳壳8g	赤苓10g	

第三节 消化不良

案1 黄宝宝，7月4日

病后失调，胃阴消烁，湿热逗留，口干，咳嗽较浅，湿疹遍体作痒，夜寐不安，舌红光剥，再拟前法，消化和胃。

鲜石斛 8g	天花粉 10g	淡竹茹 8g	净连翘 10g
光杏仁 8g	橘白 6g	白鲜皮 8g	带皮苓 10g
绿豆衣 10g	金银花 8g	生熟苡米各 10g	

案 2　刘宝宝，8 月 19 日

昨起身热无汗，胸闷腹痛、口干，饮水呕吐，脉象浮滑而数，舌苔黄腻，继受新凉，食滞内蕴，病在胃肠，治以疏化畅中。

淡豆豉 10g	荆芥穗 8g	青防风 8g	鲜藿香 10g
炒枳壳 8g	炒竹茹 8g	焦山栀 8g	净连翘 10g
橘红 8g	瓜蒌仁 6g（杵）	保和丸 10g（包煎）	

案 3　颜童，8 月 21 日

腹部渐渐坚实，如切皮革，纳减，小溲不长，脉濡，脾胃薄弱，中阳不健，湿浊壅滞，症属胀满，左传所称，湿淫腹疾是也，治以温运分消。

焦白术 5g	淡干姜 1g	花槟榔 5g	炒枳壳 5g
鸡内金 6g	炒泽泻 6g	青皮末 5g	炒车前 5g（包煎）
带皮苓 12g	沉香曲 10g	大砂仁 1.5g（后下）	

案 4　刘宝宝，9 月 6 日

寒热之后，纳食减少，食入即便，便下不化，形体不充，脉缓苔腻。肠胃薄弱，消运力乏，不能泌清浊以奉生身，治以建中固肠。

炒白术 8g	怀山药 8g	云茯苓 10g	煨肉果 8g
清炙草 1g	扁豆衣 10g	藿香梗 8g	生谷芽 10g
焦苡米 10g	御米壳 1.5g	白蔻仁 1.5g（后下）	

案 5　王宝宝，1 月 1 日

寒热鼻煽，痰声甚多，大便溏薄黏秽，脉象滑数。风邪食滞交阻肠胃，治以疏化畅中。

藿苏梗各8g	炒荆芥8g	炙桑叶8g	焦栀皮6g
炙僵蚕10g	浙贝母10g	江枳壳8g	大腹皮10g
朱赤苓10g	彩云曲10g	炒谷麦芽各10g	

案6　黄宝宝，8月23日

身热4日，入夜较炽，汗出不解，咳嗽，痰多作呕，苔腻，脉象滑数。暑风夹痰湿，蕴积肺胃，谨防病邪缠绵增剧，亟予清疏宣化，候正。

清豆卷12g	净蝉蜕3g	炒防风8g	炒牛蒡6g
炙僵蚕10g	象贝母10g	焦栀皮6g	青蒿梗8g
薄橘红2g	炒竹茹8g	朱赤苓8g	

案7　李宝宝

一诊：5月31日

食呆腹痛，便薄，咳嗽作恶，间发寒热，脉濡滑，面色萎黄。湿邪阻于肺胃，已经多时，治以宣化调中。

藿香梗8g	仙半夏8g	新会皮8g	炒牛蒡6g
浙贝母10g	炒枳壳8g	白蔻仁3g（杵，后下）	
赤茯苓10g	洗腹皮10g	竹二茹8g（姜汁炒）	
煨木香3g			

二诊：6月2日

大便不实或稀水或溏薄，自呼腹痛，咳嗽作恶，食呆形瘦，痰湿中阻，肺肃无权，肠胃不健，再守前法调理。

焦白术8g	藿香梗8g	炒枳壳8g	扁豆衣10g（炒）
仙半夏8g	新会皮8g	赤茯苓10g	白蔻衣3g（后下）
煨木香3g	大腹皮10g	炒香谷芽10g	

案8　陈宝宝

一诊：9月24日

泄泻青绿稀水，一日四五行，头汗，肢冷，形萎，脉濡，已经四日。

脾肾阳虚，运化力薄，亟予温剂，附子理中汤主之。

熟附块 8g	土炒白术 8g	炮姜炭 3g	云茯苓 12g
清炙甘草 3g	炒桂枝 3g	煨肉果 5g	扁豆衣 10g（炒）
大腹皮 6g	生熟谷芽各 10g		

二诊： 9 月 26 日

予理中汤，泄泻已止，小溲不长，腹冷，脉濡，入夜烦躁，难寐。脾阳不振，命火亦衰，再拟温中而治下之法。

熟附块 10g	炒白术 6g	云茯苓 12g	清炙草 3g
扁豆衣 12g	大腹皮 10g	炙远志 5g	煅龙齿 12g（先煎）
生熟谷芽各 10g			

案 9 刘宝宝，8 月 19 日

昨起身热无汗，胸闷腹痛，口干，饮水呕吐。脉象浮滑而数，舌苔黄腻。感受新凉，食滞内蕴，病在胃肠。治以疏化畅中。

淡豆豉 8g	荆芥穗 8g	青防风 8g	鲜藿香 10g
炒枳壳 8g	焦山栀 8g	净连翘 10g	橘红 8g
瓜蒌仁 6g（杵）	保和丸 10g（包煎）		

案 10 李童，9 月 3 日

痢止，脱肛不收，身热 3 日，头痛，纳食减少，脉象濡数。湿热食滞虽除，中气又陷，风邪流连不撤，治以升提疏解。

煨葛根 3g	冬桑叶 8g	炒防风 8g	青蒿梗 8g
藿香梗 8g	薄橘红 2g	炒杭菊 8g	焦栀皮 8g
焦薏苡仁 12g	生熟谷芽各 10g	荷蒂 2 枚	

案 11 裘宝宝，11 月 3 日

投葛根黄芩黄连汤，下利清谷已止，身热未清，食入泛吐，舌苔花剥，脉象濡数。湿热时邪，蕴于阳明，续予清化。

煨葛根 3g	冬桑叶 8g	藿香梗 8g	嫩白薇 10g

| 扁豆衣 10g | 焦薏苡仁 10g | 炒枳壳 8g | 炒竹茹 8g |
| 赤茯苓 10g | 荷叶 1 方 | 生熟谷芽各 10g | |

第四节　儿科杂症

一、湿疹

案1　李宝宝

一诊：10 月 19 日

足部湿气，溃腐传为跗肿，上及足肿，脉象濡数，湿热之邪下注经络，大便不爽，小溲尚利，强化清化，淡渗，难求速愈。

制苍术 1.5g	炒黄柏 8g	带皮苓 15g	大腹皮 10g
炒泽泻 10g	焦苡米 12g	汉防己 8g	晚蚕沙 10g
陈木瓜 8g	炒枳壳 8g	淡姜片 1g	

二诊：10 月 22 日

投清化淡渗，足肿，脉浮已渐消减，湿疮溃烂未能收口，饮食颇旺，小水甚畅。续予逐化湿浊，候正。

制苍术 2g	炒泽泻 6g	汉防己 8g	新会皮 8g
炒黄柏 8g	苦参片 8g	陈木瓜 8g	淡姜皮 1.5g
带皮苓 10g	焦苡米 12g	晚蚕沙 6g	大腹子皮各 10g

案2　黄宝宝，7 月 4 日

病后失调，胃阴销铄，湿热逗留，口干，咳嗽较浅，湿疹遍体作痒，夜寐不安，舌红光剥，再拟前法，清化和胃。

鲜石斛 8g	天花粉 10g	淡竹茹 10g	净连翘 10g
光杏仁 8g	橘白 6g	白鲜皮 8g	生熟薏苡仁各 10g
带皮苓 10g	绿豆衣 10g	枇杷叶 6g（去毛包）	

二、风疹

案 华宝宝，7月1日

风痧已退，夜寐亦安，面目虚浮，咳嗽痰多，苔腻化薄，脉象濡滑。风邪上受，痰湿中阻，病在肺脾两经，再予疏化法治之。

青防风 8g	冬桑叶 8g	净蝉蜕 3g	炒牛蒡 6g
仙半夏 6g	大贝母 6g	炙僵蚕 8g	炒枳壳 8g
福泽泻 10g	冬瓜子 10g	新会皮 8g	

三、伤食

案 张宝宝，5月28日

腹痛，大便不实，头痛偏左前额，脉滑。肠胃伤食，胃气不降，治以芳化和中。

藿香梗 8g	炒枳壳 8g	新会皮 2g	炒竹茹 8g
白蒺藜 8g	彩云曲 10g	云茯苓 10g	大腹皮 10g
煨木香 3g	炒香谷芽 10g	干荷叶 1 方	

四、瘰疬

案 黄宝宝，9月12日

瘰疬破溃，正气大虚，肺气不固，新凉外束寒热，咳嗽，纳食呆钝，脉细濡数，深虑淹溃增剧，暂予辛凉宣化，以除杂病。

冬桑叶 8g	炒杭菊 8g	青防风 8g	炒牛蒡 6g
光杏仁 10g	浙贝母 10g	橘红 8g	冬瓜子 10g
彩云曲 10g	赤苓 12g	炒谷芽 12g	

第一节　病在肝

一、阴虚头晕

案　董太太，12 月 20 日

寒冬坚阴养血，今岁头晕、脘痛均未复发。盖阴充则能润肝，肝旺自能潜阳，木且疏土，则脾胃之壅滞亦除也。惟新起腰痛，脉弱细小。腰属肾府，脉为气血之先，肾气未实，根本不固，仍虑反复耳。乘前闭藏之令，再拟益肾柔肝，扶脾利胃，方求中正，药取和平，庶合高年调养之品，膏以代煎，仍候明正。

　　　上党参 120g　　　天生术 45g　　　熟地黄 120g（砂仁 25g 拌）

　　　土炒当归 45g　　　云茯苓 90g　　　杭白芍 45g　　　淡苁蓉 45g

　　　制首乌 45g　　　淫羊藿 45g　　　玳瑁片 45g　　　甘枸杞 45g

　　　绿豆衣 45g　　　熟女贞 90g　　　炒池菊 45g　　　炒川仲 90g

　　　煅石决 120g　　　柏子仁 90g　　　路路通 45g　　　白蒺藜 90g

　　　白残花 30g　　　广郁金 45g　　　麸炒枳壳 45g　　　橘叶皮各 45g

　　　桑寄生 90g　　　龙眼肉 120g　　　核桃肉 120g　　　驴皮胶 120g

　　　霞天胶 120g　　　冰糖 25g

二、肝血亏偏头痛

案 孙夫人，12月16日

头疼偏在两侧，经行涩少即断，脉象细弱。病在肝血亏乏，生气急荡，因而厥阴化风上逆，空窍被蒙，血海中虚，冲任营养不周，虚则补其母，子亦令母实，拟调肝利血为主，参入养血益肾之品，合全力燮理，助春生之基础。

制首乌60g	大熟地120g	吉林人参30g（另煎，冲入收膏）	
全当归60g	山萸肉45g	大川芎25g	潼沙苑90g
炒白芍45g	甘枸杞45g	炒枣仁90g	熟女贞90g
柏子仁90g	菟丝饼45g	紫河车30g（漂净、炙）	
抱茯神120g	鸡血藤45g	益母草45g	煅石决120g
炒续断90g	制香附45g	白蒺藜90g	龙眼肉120g
白冰糖25g	驴皮胶120g（陈酒炖烊）		

三、肝气郁结而心悸

案 盛太太，12月20日

《金匮》云：症脉自弦，言肝脏受邪也。新病之后，口苦，耳鸣，目眩，徵诸宿疾，抑郁则胸宇痞结，操劳则寒热腰痛，求其兼症，则心悸，头晕，作渴，便难，时起时愈。或血虚而阳升，或气郁火动，或失条达，或主掉眩，或碍于健，或吸真阴，皆肝失平衡所致也。治肝之病，曰辛以散之，酸以补之，甘以缓之。本此立方，经祛错杂之邪；膏滋渴饵，亦待议之。

炒熟地90g	全当归45g	吉林人参30g（另煎，冲入收膏）	
制首乌45g	杭白芍45g	软柴胡120g（醋炒）	
甘枸杞45g	江枳壳45g	熟女贞90g	广郁金45g
炒川仲90g	炒于术45g	炒枣仁90g	抱茯神120g

柏子仁 90g	新会皮 45g	竹沥夏 45g	淡竹茹 45g
威灵仙 30g	全瓜蒌仁 90g	煅牡蛎 120g	绿豆衣 45g
沉香曲 90g	白残花 25g	核桃肉 120g	驴皮胶 120g
白纹冰糖 25g			

四、肝脾两虚

案1 胡太太，12 月 4 日

肝血虚而阳升，脾阳弱而湿阻，宜健运以化之，阳升宜柔润以潜之。阴阳异体，虚实殊途。头眩目花，耳鸣心悸，瘈疭肢麻，大便易闭，皆血液枯燥之候；脘痛作胀，气升泛漾，久带不止，腰围如束，气湿凝滞之症。脉来细弱，舌有裂纹。柔肝以息风，阳健以蠲湿浊。尽揆度之能事，冶刚柔于一炉。膏以代药，方候明正。

人参须 30g	制首乌 45g	炒熟地 90g（砂仁 18g 拌）	
白归身 45g	玳瑁片 45g	杭白芍 45g	青龙齿 150g
绿豆衣 45g	炒枣仁 90g	野于术 45g	炙远志 45g
云茯神 90g	橘叶皮各 45g	潼沙苑 90g	白蒺藜 90g
柏子仁 90g	黄郁金 45g	山萸肉 45g	麸炒枳壳 45g
海螵蛸 90g	水炙竹茹 45g	焦薏米 90g	彩云曲 90g
煅牡蛎 120g	嫩桑枝 90g	香橼皮 60g	炒续断 90g
白果肉 120g	驴皮胶 120g	龟板胶 120g	冰糖 25g

案2 刘老太太，12 月 14 日

肝旺脾弱之体，肝旺则胁痛，目糊，头痛，脾弱则痰多，腑行不调。母病而累及于子，则心悸难瘥；中病而累及于下，则足冷带多。夫肝脾为先后二天，胜负相加，矧值高年，阴阳并怯，脉濡细弱，舌苔薄腻。即拟养血潜阳，调气化湿，季前闭藏之令，以养生长之基。膏滋代药，方候明正。

| 吉林参须 30g | 白归身 60g | 炒白芍 45g | 天生术 60g |

夜交藤 45g	云茯苓 120g	条黄芩 45g	怀山药 90g
潼沙苑 90g	法半夏 45g	远志肉 30g（水炙）	橘叶皮各 45g
甘杞子 45g	白蒺藜 90g	炒池菊 45g	白蔻壳 25g
熟女贞 90g	焦薏米 90g	煅牡蛎 120g	沉香曲 90g
冬瓜子 90g	丝瓜络 45g	甜桑椹 90g	生白果 90g（去壳）
驴皮胶 120g	霞天胶 120g	冰糖 25g	

案3 李左，11月20日

肾虚此肝必旺，肝旺此脾必弱，阴阳消长之机，生养克制之理，势所必然也。故肝血亏而阳升，则头眩，心悸，寐难之症，脾气弱而湿困则胸闷，脘痞，腹胀，溲短，脉象细弱，舌苔薄腻。拟柔肝潜阳，运脾化浊。阴阳异体，虚实殊途，调其逆从，利其衰盛。膏以代药，方候明正。

吉林参须 30g	生熟地各 90g	原皮洋参 30g	白归身 45g
川石斛 45g	杭白芍 45g	野于术 45g	制首乌 45g
北秫米 90g	白蒺藜 90g	法半夏 45g	绿豆衣 45g
炒枣仁 90g	炒池菊 45g	云茯神 90g	广郁金 45g
九制香附 45g	橘叶白各 45g	柏子仁 90g	江枳壳（麸炒）45g
延胡索 30g	福泽泻 90g	川楝子 45g	沉香曲 90g
煅牡蛎 120g	苍龙齿 120g	驴皮胶 120g	霞天胶 120g
冰糖 60g			

五、血虚不能养心

案1 叶夫人，12月13日

头痛晕眩，夜寐不熟，目干足冷，腰膝酸麻，嗳气便闭，经前腰痛，时有带下，脉虚弦数；兼患胃病，饮冷则脘痛；又苦痔疮，便坚则渗血。心营不足，肝血亦亏，志火不能潜藏，肾水失其涵养，乃其主因也；液伤而肠燥，气郁而胃弱，经脉不利，空窍被蒙，乃其余波也。治以滋阴养血，潜阳安神，佐以利胃润肠、舒气活络。膏以代药，方候明正。

炒熟地 90g	炒白芍 45g	甜冬术 45g	炒池菊 45g
桑寄生 90g	制首乌 45g	川牛膝 45g	炒枣仁 90g
抱茯神 90g	炒川仲 90g	青龙齿 120g	潼白蒺藜各 90g
柏子仁 90g	火麻仁 90g	细生地 45g	京玄参 90g
破麦冬 60g	白归身 60g	地骨皮 45g	炒丹皮 45g
川石斛 60g	肥玉竹 45g	绿豆衣 45g	川黄柏 45g（盐水炒）
川续断 60g	海螵蛸 90g	条芩炭 45g	天花粉 90g
煅石决 120g	真川贝 60g	山萸肉 45g	熟女贞 90g
核桃肉 120g	驴皮胶 120g	霞天胶 120g	冰糖 60g

案2 屈夫人，12月8日

心肝之阴交亏，五志之火偏旺，形骸既失营虚，神经易受刺激，头晕目糊，耳鸣，心悸寐难，咯出灰痰，发白堕脱，肤燥胸痞，郁怒思虑纷繁。病疾虽多，根据一条也，火旺而暗及肾，阴之亏而不能和阳，则天寒四肢冰冷，入夜升火而赤，亦堕之起火。刻诊脉象濡细带数。为拟柔肝潜肝阳，养心安神，滋肾坚阴，和胃舒气，复方之组，先调各脏之逆从。

人参须 30g	炒熟地 120g	西绵芪 90g	制首乌 90g
炒于术 45g	白归身 60g	大白芍 45g（玫瑰花 20g 同炒）	
抱茯神 120g	甘枸杞 45g	潼沙苑 90g	炒枣仁 90g
大麦冬 45g	熟女贞 90g	真川贝 60g	煅牡蛎 150g
苍龙齿 150g	绿豆衣 45g	广郁金 45g	炒池菊 45g
柏子仁 90g	北秫米 90g	橘叶白各 45g	仙半夏 45g
炒牛膝 45g	龙眼肉 180g	核桃肉 180g	驴皮胶 120g
龟板胶 120g	冰糖 25g		

六、阳虚气滞

案 徐奶奶，12月6日

肝属厥阴而相火于内寄，脾为至阴，阳运于中。火动风阳则头痛，晕眩，耳鸣，阳虚气滞则胸闷，膺痛、口腻兼之。操劳烦神，营卫俱惫，经行后期，辄观形寒、腰痛、心悸等症，脉象濡细，舌苔薄腻。治拟柔肝潜阳助其生长之机；健脾化湿，强其砥柱之能。膏以代药，方候明正。

吉林参须 30g	炒松熟地 90g	炒于术 45g	制首乌 45g
云茯神 90g	黑料豆 90g	鸡血藤 45g	白归身 45g
甘枸杞 45g	炒白芍 45g	熟女贞 90g	潼白蒺藜各 90g
紫河车 45g	煅石决 120g	青龙齿 120g	玳瑁片 60g
炒枳壳 45g	省头草 45g	广郁金 45g	砂蔻衣各 25g
香橼皮 45g	橘叶络各 30g	炒枣仁 90g	沉香曲 90g
驴皮胶 120g	鳖甲胶 120g	冰糖 25g	

第二节　病 在 脾

一、脾弱金衰，中脘易痞

案 唐太太，12月3日

水所以涵木，水亏者木必旺，土所以生金，土弱金衰。腰疼时发而棱骨痛，甚则目眩，饮食颇健而中脘易痞，时有咳嗽。脉象濡细而右手弦滑，舌苔根腻，其盛衰消长之机可以见矣。拟滋肾以柔肝，扶脾以益肺。五行之说，可广而不可广，何尔？于此证之。

人参须 30g	炒熟地 90g	西绵芪 90g	白归身 45g
北沙参 45g	炒白芍 45g	破麦冬 45g	潼白蒺藜各 90g
原金斛 90g	炒池菊 45g	炒于术 45g	煅石决 120g

云茯苓 90g	黑料豆 90g	甜杏仁 90g	麸炒枳壳 45g
川浙贝各 60g	香橼皮 45g	熟女贞 90g	甘枸杞 45g
炒川仲 90g	水炙竹茹 45g	橘叶白各 45g	生熟苡米各 90g
龙眼肉 180g	核桃肉 180g	驴皮胶 120g	龟板胶 120g
冰糖 25g			

二、脾虚带下

案1 叶夫人，12月3日

肝气郁结则失疏泄之用，胃气壅滞则乏利降之能。冲任隶属于先天，故为经行腹痛；带脉维系于中焦，故为带下腰痛。清阳不展，浊阴上潜，故头疼、脘痞、胸闷、呼吸不畅等症时时发也。仿名家香岩老人调泄厥阴阳症之旨，为拟和肝平胃之方。膏以代药，方候明正。

吉林参须 30g	炒松熟地 90g	炒当归 60g	潼白蒺藜各 90g
炒白芍 45g	小制香附 45g	鸡血藤 45g	炒白术 60g
大川芎 25g	云茯苓 90g	炒续断 90g	广郁金 45g
延胡索 45g	橘叶络各 30g	川楝子 45g	香橼皮 45g
煅石决 120g	海螵蛸 90g	炒池菊 45g	麸炒枳壳 45g
绿豆衣 45g	砂蔻衣各 25g	紫石英 90g	焦楂炭 90g
台乌药 45g	沉香曲 90g	驴皮胶 120g	冰糖 60g

案2 庄夫人，12月28日

本有胃病，多食作痛，少纳不饥，更兼血虚，头晕耳鸣，心悸难寐，又加脾肾两弱，腰酸白带，烦劳肢肿，再见时邪新邪，咳嗽痰多，形寒神怯。症情复杂，痊治困难，矧染嗜好，脉形细小，惟有扶元以助脏真之气，和胃以壮后天之本。注意远此火者，合用奇之偶之。膏滋代药，方候明正。

吉林参须 30g	炒熟地 90g	制首乌 45g	潼白蒺藜各 90g
天生术 45g	白归身 45g	杭白芍 45g（玫瑰花 20g 同炒）	

水炙远志 45g	炒枣仁 90g	炙鸡金 45g（砂仁 25g，拌）	
青龙齿 120g	真川贝 60g	橘叶皮各 45g	炒瓦楞 120g
仙半夏 45g	炙乳没各 10g	广郁金 45g	云茯苓 120g
炒川仲 90g	炙款冬 45g	海螵蛸 90g	驴皮胶 120g
枇杷叶膏 120g	冰糖 25g		

三、脾虚湿聚成饮

案 田奶奶，12 月 15 日

肾虚水泛，脾虚湿聚，痰饮凝结。年深不化，上碍肺金肃降之路，下启冲气奔逆之机，咳嗽，哮喘，形寒肢冷，小溲不禁，脉象细弦，甚于秋冬之令，此由于阳气日衰也，和以温药而平此；譬之春风解冻也。补益脾肾，则内外之饮俱益蠲，平调气机，则留滞之邪尽化。为制膏方，即请明正。

熟附片 45g	清炙芪 90g	别直参 30g（另煎，冲入收膏）	
炒桂枝 120g	炒白术 90g	炒熟地 90g（砂仁 25g 拌）	
云茯苓 150g	炙苏子 90g	蛤蚧尾 1 对（酒洗）	
旋覆花 45g	炒半夏 60g	炙款冬 45g	淡干姜 25g
炙远志 45g	海浮石 90g	北五味 12g（与远志二味同打）	
冬瓜子 90g	新会皮 30g	代赭石 45g	鹅管石 90g（煅）
福泽泻 90g	清炙草 90g	煨益智 45g	御米壳 45g
光杏仁 90g	驴皮胶 120g	冰糖 25g	龟鹿二仙胶 60g
生白果 30 枚（去壳打）			

四、脾阳不足，经行后期

案 樊小姐，12 月 14 日

经行后期，量少日促，此冲任内损也；液浊下注，白带甚多，此带脉属脾，冲任隶肝，肝血脾阳两虚，故脉濡细弱，四时清冷。为拟温养之方，以培先后二天；兼驱寒湿之邪，以强生长功能。膏滋代药，即候明正。

上党参 90g	炒熟地 120g	清炙芪 90g	全当归 60g
炒白术 90g	酒炒白芍 45g	怀山药 90g	紫石英 90g
云茯苓 120g	鸡血藤 45g	炒桂枝 120g	紫河车 45g
炒川仲 90g	艾绒炭 45g	炒川断 90g	大川芎 25g
甘枸杞 45g	制香附 45g	菟丝饼 45g	巴戟肉 45g
粉草薢 45g	炒泽泻 90g	大芡实 120g	新会皮 45g
益母草 45g	煅红枣 120g	驴皮胶 120g	龟板胶 120g
冰糖 60g			

五、高年脾虚

案 冯老太太，12月4日

头眩耳鸣，心悸寐艰，口干舌麻，腰膝不利，肩背酸麻，脉细滑数。高年津血日衰，形骸不得营养，厥阳化风上扰，空窍失其清虚，为拟育阴和阳，培养脏真；熄风舒络，平其标恙；长倚茹素，药避荤腥。语云：草木无情却有情，未始不能调其逆从也。膏以代药，方候明正。

吉林参须 30g	炒松熟地 90g	西绵芪 90g	炒白芍 45g
白归身 45g	制首乌 45g	潼沙苑 60g	川石斛 45g
青龙齿 150g	灵磁石 120g	抱茯神 120g	酸枣仁 90g
煅石决 120g	桑寄生 90g	竹沥夏 45g	炒川仲 90g
怀牛膝 45g	西秦艽 60g	池菊炭 45g	嫩钩藤 90g
粉丹皮 45g	炒于术 45g	黑料豆 90g	橘红络各 30g
龙眼肉 120g	核桃肉 120g	饴糖 330g	冰糖 300g

六、素体湿热，脾胃受制

案1 严兄，12月28日

暑字，从日从者，者即古之"渚"字，盖为天热地湿，郁蒸之气也。禀体湿热素重,脾胃受制,故入夏食欲呆减,精神疲惫,迩来午后口干,亦属中宫浊邪,阻遏津液上乘所致。季前闭藏之令为谋调养之方,健中以清其源,芳化以平其标,药避滋腻,切求和缓。膏以代药,方候明正。

吉林参须30g　　炒生地90g　　西洋参30g（另煎后入收膏）
原金斛90g　　云生术90g　　肥玉竹45g　　淮山药90g
炒葜皮90g　　赤白苓各90g　　香佩兰45g　　江枳壳45g
新会白45g　　炒竹茹45g　　白蔻仁25g　　炒苡米120g
净连翘90g　　京赤芍45g　　福泽泻90g　　梗通草25g
彩云曲90g　　炒条芩45g　　京玄参45g　　香谷芽90g
煨红枣120g　　驴皮胶120g　　霞天胶120g　　冰糖25g

案2　张君,12月26日

寒冬调养,以苦温淡渗为主。今岁足肿未发,黏涎亦少,良由禀体多湿,性最黏滞,惟温能化,惟苦能燥,惟淡渗能通利也。但长夏曾患阴癣,平时胸闷背酸,小溲频短,则脾阳未振,浊邪易聚。再拟健运中宫,以培其本;渗利净府,以浚其流,意在却病,不求峻补。

潞党参120g　　土炒当归45g　　清炙芪120g　　炒白术90g
淮山药90g　　云茯苓120g　　新会皮45g　　白蒺藜90g
仙半夏45g　　炒枳壳45g　　白蔻仁25g　　藿香梗45g
炒泽泻90g　　炒续断90g　　陈木瓜45g　　冬瓜子皮各90g
大腹皮90g　　怀牛膝90g　　广郁金45g　　桑寄生90g
炒黄柏45g　　白鲜皮45g　　大芡实120g　　大红枣120g
驴皮胶120g　　霞天胶120g　　冰糖25g

七、伤寒后调理脾胃

案　贾君,12月18日

伤寒最易亡阳,并能亡阴。故回阳救逆之外,并出存阴之方。今操

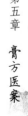

劳神疲，入晚即欲眠，睡寐多梦幻，目视模糊，脉来濡缓。得于伤寒之后，阴阳二气俱衰。夫所喜胃纳已旺，后天生气能振，即拟培养气血。气多煦之，血多濡之，脏腑得灌溉，精神焕发也。

上党参 90g	西绵芪 90g	大熟地 90g（砂仁 10g 拌）	
制首乌 45g	炒白术 45g	白归身 45g	清炙草 120g
炒白芍 45g	云茯神 90g	肥玉竹 45g	潼沙苑 90g
冬青子 90g	甘枸杞 45g	炒枣仁 90g	大麦冬 45g（去心）
山萸肉 45g	柏子仁 90g	怀牛膝 45g	甜桑椹 90g
炒川仲 90g	龙眼肉 120g	白莲肉 120g	驴皮胶 120g
龟板胶 120g	冰糖 25g		

八、脾肾两虚

案1 杨先生，12 月 24 日

水肿已消，肌肉不实。脾虚则健运不及，肾亏则气化无权。余后主乎，端宜强补。

别直参 45g	熟附块 120g	安桂心 90g（精细末，收膏时和入）	
天生术 90g	清炙芪 90g	炒熟地 120g（砂仁 25g，拌）	
煨益智 45g	补骨脂 45g	全当归 45g	巴戟肉 45g
淮山药 90g	炒川仲 90g	山萸肉 45g	福泽泻 90g
带皮苓 120g	淡姜皮 15g	粉草药 45g	新会皮 45g
大腹皮 90g	大红枣 120g	白纹冰糖 25g	龟鹿二仙胶 120g

案2 张老太太，12 月 2 日

邪之所凑，其气必虚。血枯无以营养，风湿乘隙入络。两手风气，肌肤甲错，足跟疼痛，不得任地，头眩目涩流泪，背痛胸胁掣疼，晨起多痰，脉濡细弱。拟益气活血以助荣卫之流行，祛风涤痰经络之痹闭。膏经代药，试观后效。

潞党参 120g	全当归 60g	大黄芪 120g	大川芎 25g

大熟地 120g	天生术 90g	杭白芍 45g	带皮苓 90g
制首乌 45g	川桂枝 15g	黑料豆 90g	海风藤 45g
川牛膝 45g	络石藤 45g	陈木瓜 45g	桑寄生 90g
杭菊花 45g	西秦艽 60g	威灵仙 45g	五加皮 45g
晚蚕沙 90g	透骨草 45g	福泽泻 90g	伸筋草 45g
天仙藤 45g	丝瓜络 45g	仙半夏 60g	新会皮 45g
驴皮胶 120g	白冰糖 25g		

案3 张太太，12月3日

形不足者温之以气，精不足者补之以味。体瘦发堕，下肢酸痛，脉濡细弱。端宜培养气血，充实脏真。

上党参 90g	清炙芪 90g	生熟地各 90g（砂仁 15g 拌）	
山萸肉 45g	炒于术 45g	白归身 45g	抱茯神 90g
炒白芍 45g	清炙草 15g	制首乌 60g	甘枸杞 60g
肥玉竹 60g	熟女贞 90g	潼沙苑 90g	怀牛膝 60g
甜桑椹 90g	原金斛 90g	怀山药 90g	大麦冬 60g
柏子仁 90g	菟丝子 45g	紫河车 60g（漂浮、炙）	
陈木瓜 45g	龙眼肉 180g	丝瓜络 45g	炒续断 90g
驴皮胶 120g	霞天胶 120g	冰糖 25g	

案4 王先生，12月30日

肾为作强之官，脾为统血之脏，肾阴亏乏，脾气衰弱，浮火不敛，营血妄行，今岁肠红再发，均延匝月余，兼见腰痛齿痛，脉象细小。得之劳顿形伤，忧思神郁，症属内伤，虑其人损，汤仿归脾，佐以滋肾。膏滋代药，拟方候正。

炒党参 90g	生地炭 90g	清炙芪 90g	山萸肉 45g
天生术 60g	炒当归 45g	云茯苓 90g	炒白芍 45g
淮山药 90g	怀牛膝 45g	建莲肉 120g	炒川仲 90g
地榆炭 45g	炒川断 90g	槐花炭 45g	熟女贞 90g

侧柏炭 45g	甜桑椹 90g	杜赤豆 120g	炒苡米 90g
青蓝陈皮 25g	煅牡蛎 120g	清炙草 15g	煨红枣 120g
龟板胶 120g	冰糖 25g		

九、产后调理脾胃

案 周太太，11 月 21 日

23 岁，产后，平补气血，来带利得，颇觉妥善。今值乳子期内，月经已至，带下痊愈，惟胃气宿疾时发，则中脘痞痛，嗳气频作，脉急细弦，舌苔花剥。肝肾之阴未充，脾胃之气内结，原拟益气养阴、健中和胃，药求适口，味取甘芳，别成机杼。

炒熟地 120g	清炙芪 120g	别直参 30g（另煎，冲入收膏）	
白归身 60g	炒白术 60g	炒白芍 45g	制首乌 45g
炒川仲 90g	甘枸杞 45g	江枳壳 45g	竹茹 45g
熟女贞 90g	云茯苓 90g	白蒺藜 90g	白蔻仁 25g
橘叶白各 45g	香橼皮 45g	龙眼肉 180g	核桃肉 180g
驴皮胶 120g	白冰糖 60g		

十、脾虚不能摄血

案 徐夫人，11 月 27 日

经行先期，甚则一月再至，目视模糊，食后泛漾，带下绵绵，大便燥结，劳力则腰俞、肩胛酸痛。脉象细数，营血内亏，肝火偏盛，影响奇经空窍，波及于脾胃、大肠。为议坚阴潜阳，润燥和络，是营养能周，授攘自戢。膏经代药，方候明正。

上党参 90g	白归身 60g	生熟地各 90g	生白芍 45g
京玄参 45g	炒冬术 45g	山萸肉 45g	怀山药 45g
熟女贞 90g	潼沙苑 90g	炒条芩 45g	原金斛 90g
海螵蛸 90g	炒池菊 45g	炒川仲 90g	煅牡蛎 15g

怀牛膝 90g	侧柏炭 30g	桑寄生 90g	旱莲草 45g
柏子仁 90g	银花炭 90g	江枳壳 45g（竹茹 45g 同炒）	
黑芝麻 90g	核桃肉 180g	西茯苓 90g	驴皮胶 120g
鳖甲胶 120g	蜂蜜 120g	冰糖 25g	

十一、中阳衰湿浊聚

案 胡先生，12 月 30 日

素云"脾为生痰之源，肺为贮痰之器"，所以然者，此中阳就衰，则湿浊易聚；宗气不足，则肃化无权也。咳嗽痰多，已经数载，昼日轻稀，夜间较繁，天热则减，寒冷则增。阴阳清长之机，昭此万揭，腰为肾府，肾本阴阳之根，二气不和，失其作强之用，则劳力腰痛亦随之起也。脉滑苔薄。治宜益肾健脾，壮其二天；肃肺和胃，除其标恙。药避滋腻，功求和缓。

炒党参 90g	清炙芪 90g	北沙参 45g（玄参炒）	
炒白术 90g	炙款冬 45g	怀山药 90g	大麦冬 45g（去心）
法半夏 45g	海浮石 90g	新会皮 45g	苏子霜 90g（包）
冬瓜子 90g	光杏仁 90g	海蛤壳 120g	浙贝母 90g
福泽泻 90g	山萸肉 45g	白蔻衣 25g	炒川仲 90g
炒苡米 90g	炒川断 90g	云茯苓 90g	桑寄生 90g
江枳壳 45g	驴皮胶 120g	枇杷叶膏 120g	冰糖 25g

第三节 病 在 肺

一、肺不肃降，咳嗽痰多

案 宋先生，12 月 5 日

饮分内外，根属虚寒。咳嗽痰多者，肺不肃于上也；怯寒气急者，肾不纳于下也；食呆形悴者，脾不运于中也。良由命门阳衰，火不生土；中气虚弱，聚湿成饮；防节无权，冲逆为咳。仲景首出多方而温兼和之，为治疗原则。以肾所顾，欲化其痰，先燥土湿；欲燥土湿，先温水寒。又云：欲降其气，先利其肾，欲纳其肾，先温其阳，即指此症也。病涉根本，兼非一蹴能就，治仿古人，乃三思定。膏以代药，方候明正。

上党参 90g	熟附块 25g	清炙芪 90g	川桂枝 12g
于潜术 45g	炙远志（45g）	炒熟地 90g（砂仁 18g，拌）	
云茯苓 45g	仙半夏 60g	山萸肉 45g	炙款冬 45g
怀山药 60g	补骨脂 45g	炒泽泻 90g	冬瓜子 90g
甘枸杞 45g	薄橘红 30g	炙苏子 90g	旋覆花 45g（包）
川浙贝各 60g	清炙草 15g	蛤蚧尾 1 对（酒洗）	
白果肉 120g	淡干姜 18g（北五味 12g 共打）		

加龟鹿二仙胶 120g、冰糖 240g 收膏。

二、益肺固金治咯血

案 邹君，12 月 1 日

6 年前得咯血症，迩因醉酒劳力，痰中带红点或丝，咳嗽不繁，胸懑气短，头胀觉重，脉濡滑数，投清气宁络，即告平静。夫肺为娇脏，不耐邪侵，阴分亏耗，湿热熏蒸，清肃失司，湿邪无权，势必旧创复发。为拟益肺固金清胃扶正，佐以滋肾平肝，使子母得生养以助。膏以代药，方候明正。

西洋参 30g（另煎，冲）		人参须 30g（另煎，冲）	
细生地 90g	淮山药 90g	北沙参 30g（枣蜜炒）	
甜冬术 45g	抱茯神 90g	胡杏仁 90g	大麦冬 45g（去心）
炒条芩 45g	川贝母 60g	肥玉竹 45g	竹沥夏 120g
净连翘 90g	血燕根 90g	侧柏炭 45g	海蛤壳 120g
生苡米 90g	藕节 90g	京玄参 45g	大黄芪 90g

煅石决 120g　　橘白络各 30g　　炒池菊 45g

加驴皮胶 120g、枇杷叶膏 240g、冰糖 25g 收膏。

三、肺虚痰湿，难化成饮

案 1　邹君，12 月 20 日

肺气急薄，脾阳困顿，外失固护，则皮毛不密，内乏运行，则痰湿难化，平时痰湿极多，不耐寒热侵袭，入冬易感外邪，即觉鼻塞，头胀，烦劳，每苦疲惫，辄现潮热，自汗。病情一贯，病理显然，但由真元衰弱，抵抗缺乏所召也。为拟益气固肺，健中扶脾。庶几气机畅达，源浊蠲除。膏滋代煎剂，方候明正。

上党参 120g	川桂枝 120g	大白芍 45g（两味同炒）	
清炙芪 120g	炒白术 90g	炙紫菀 45g	云茯苓 90g
炙款冬 45g	清炙草 15g	仙半夏 45g	怀山药 90g
陈广皮 45g	光杏仁 90g	炒枳壳 45g	大麦冬 60g（去心）
浙贝母 90g	淡干姜 15g	北五味 120g（与干姜二味同打）	
海浮石 90g	冬瓜子 90g	海蛤壳 120g	苏子霜 90g（包）
炙远志 45g	福泽泻 90g	白蔻仁 25g	生白果 120g（去壳）
驴皮胶 120g	冰糖 25g		

案 2　张某，痰饮案

每冬必咳，气急不平，天暖则轻，遇寒则甚。阳虚留饮为患。素体阳虚，脾肾两病，肾虚水泛，脾虚湿聚，水湿停留，积生痰饮，年深不化，盘踞成窠，阻塞气机，上碍肺金右降之路，下启冲气上逆之机，不降不纳，遂为气急。饮为阴邪，遇寒则重，遇暖则轻。痰饮生于土湿，先温水寒。正所谓外饮治脾，内饮治肾也。

证属阳虚，药宜温补。今拟温肾纳气，和胃降逆，和胃功兼肃肺。但得土温水暖，饮无由生，气平饮化，咳自愈也。治仿前贤，方乃三思而定。

别直参 90g	云茯苓 120g	于潜术 90g	清炙甘草 25g
制远志肉 60g	大熟地黄 120g	川桂枝 15g	五味子 25g
熟附片 30g	川贝母 90g	淡干姜（同捣）120g	
甜光杏 90g	砂仁末 25g	蛤蚧尾（5 对酒洗）150g	
炙远志 90g	陈广皮 30g	仙半夏 60g	旋覆花（包）45g
补骨脂 60g	炙白苏子 60g	代赭石（煅）120g	
怀山药 90g	山萸肉 90g	核桃肉 20 枚（与山萸肉二味拌炒）	
福泽泻 45g	厚杜仲 90g	川断肉 90g	甘枸杞子 90g

上药煎 4 次，取极浓汁，加鹿角胶 120g、龟板胶 120g，均用陈酒炖烊，白冰糖 250g，熔化收膏。

服法：每早服 10g，临卧时服 10g，均用开水冲服。

案3　鲍左，咳嗽案

自幼即有哮喘，均由风寒袭肺，疾滞肺络，故隐之而数年若瘳，发之而累年不愈。现则日以加重，每于酣睡之中突然呛咳，醒后频咳，咳而痰少。

夫所谓袭肺之邪者，风与寒之类也。痰者，有质而胶黏之物也。累年而咳不止，若积痰为患，何以交睫而痰生，白昼之时痰独何往哉，则知阳入阴则卧，阴出之阳则难寐。久咳损肺，病则不能生水，水亏不能含阳，致阳气欲收反逆，逆射太阴，实有损于本远之地也。

拟育阴以配其阳，使肺金无所凌犯，冀其降令得行耳。

炒黄南沙参 125g	炒松麦冬 45g	云茯苓 125g	海蛤壳（打）150g
蜜炙款冬花 30g	炒香玉竹 90g	蜜炙紫菀肉 60g	川贝母（去心）60g
煨代赭石 125g	川石斛 90g	甜杏仁（去皮，水浸，打绞汁）90g	
牛膝炭 60g	杜苏子（水浸，打绞汁，冲入）	蜜炙百部 60g	

共煎浓汁，用雪梨 1000g，白蜜 60g 同入，徐徐收膏。

案4　秦老太太，11 月 26 日

风寒之邪易于袭肺，腥躁之气易于动肺，咳嗽时作，痰黏不爽，口

干咽燥，胸胁掣痛。虽由高年液亏，金水失其生养，亦由口味不禁，娇脏失于清宁也。凡阴虚此木火必盛，诊左脉常嫌弦滑，内热肠液必枯，故腑行常嫌艰难。治拟益肺滋肾，柔肝润肠，遵守阴平阳秘之旨，俾收安内攘外之功。

人参须 30g	绵芪皮 60g	西洋参 30g	大麦冬 45g（去心）
京玄参 45g	北沙参 45g	炒细生地 90g	川浙贝各 60g
川石斛 45g	白归身 45g	杭白芍 45g	黑芝麻（捣包）90g
甜冬术 45g	炙款冬 45g	川百合 90g	甜杏仁 90g（去皮尖）
柏子仁 90g	肥玉竹 45g	金沸草 45g	橘叶络各 30g
霜桑叶 180g	核桃肉 180g	驴皮胶 120g（蛤粉炒成珠）	
枇杷叶膏 180g	冰糖 25g		

案5 宋先生，12月25日

肺主皮毛，亦司治节，气阴积弱，时邪易袭，咳嗽多痰，鼻流浊涕，入秋以来，感冷辄发。《内经》谓"邪之所凑，其气必虚"，信然。拟益金保肺，以厚抵抗之力；顺气涤痰，以遂清肃之令。膏滋代药，试观后效。

上党参 120g	西绵芪 120g	北沙参 90g（玄参炒）	
炙款冬 45g	海蛤壳 90g	炙紫菀 45g	大麦冬 90g（去心）
海浮石 90g	光杏仁 90g	冬瓜子 90g	浙贝母 90g
炒牛蒡 60g	仙半夏 45g	薄橘红 45g	水炙桑叶 45g
苍耳子 45g	怀山药 90g	福泽泻 90g	云茯苓 90g
生苡米 90g	炙远志 45g	杭菊花 45g	苏子霜 90g（包）
炙黑草 14g	驴皮胶 120g	冰糖 25g	枇杷叶膏 180g

案6 黄先生，12月23日

白帝司权，金风乍起，或音嘎，或咳呛，背觉冷，胸宇苦痞，气分不足，咽喉少津，脉象濡滑，舌苔根腻，乃肺脾两困所致也。禀体虚瘦，气虚湿盛，气司于肺，湿属于脾，脾乏运化之权，肺失清肃之令。益气涤痰以助抵御，御能健中泄浊，而蠲壅滞之邪，补而不腻，攻而离守，庶几逆从可调，不失揆度之长。膏以代药，方候明正。

炒党参90g	炒冬术90g	绵芪皮90g	怀山药90g
炙紫菀45g	炙款冬45g	嫩前胡45g	大麦冬45g（去心）
仙半夏30g	净射干45g	橘红络各30g	北沙参45g（玄参炒）
海浮石30g	光杏仁90g	冬瓜子90g	浙贝母90g
炙苏子90g	福泽泻90g	广郁金45g	云茯苓90g
江枳壳45g	海蛤壳90g	炒苡米90g	炙远志45g
驴皮胶120g	冰糖25g		

案7 姚君，12月7日

经云：清阳发腠理，浊阴走五脏。清阳实四肢，浊阴归六腑。盖清阳宜升，浊阴宜降。阴阳反作，苛疾起矣。素秉湿盛，郁于中宫，既阻胃气之坤顺，复遏脾阳之健。痰湿极多，胸脘易痞，头脑作胀，腑行常难，脉象濡滑，舌苔薄白。为拟涤痰调气之方，祛邪即是扶正，消受实尊前伏之福，保身还希自爱。

吉林参须30g	炒松熟地90g	清炙芪90g	淡苁蓉45g
炒于术45g	熟女贞90g	云茯苓120g	仙半夏45g
枳实炭45g	川浙贝各90g	柏子仁90g	川朴花25g
瓜蒌仁90g	陈皮45g	北沙参45g	炒苡米90g
省头草45g	炙款冬45g	白蔻仁25g	光杏仁90g
炙远志45g	海蛤壳120g	广郁金60g	白芥子45g（炒）
大荸荠20个			

加龟板胶120g、枇杷叶膏240g、冰糖240g收膏。

第四节　病 在 肾

一、肾虚头晕

案1 周先生，11月27日

用脑头晕，甚则汗泄，当责之虚。惟按脉弦动而数，略有抑郁，则肝火亦旺。夫肾主骨之藏髓，髓海属脑，肾虚不能充髓，更不能涵肝潜阳，则气火易逆，上扰清空，故《内经》曰：上气不足，脑为之不满，头为之苦倾，目为之眩。又曰：岁木太过，风气流行，忽忽善怒，眩冒巅疾发际前。冬令闭藏，为拟滋补下元，清降风阳。膏以代药，缓缓调理。

潞党参 90g	潼沙苑 90g	大熟地 45g（砂仁 20g 捣，拌）	
绿豆衣 45g	杭白芍 45g	白蒺藜 90g	白归身 45g
炒池菊 45g	冬青子 90g	嫩钩藤 90g	冬桑叶 45g（炒，炙）
煅牡蛎 180g	大天冬 45g	制首乌 45g	黑芝麻 90g（捣，包）
抱茯神 90g	山萸肉 45g	新会白 45g	玳瑁片 45g
核桃肉 180g			

加驴皮胶 180g、白冰糖 25g 收膏。

案2 徐先生，11 月 27 日

多用脑，头晕易起，厥阳上升也；每值梅令易发，此湿热下注也；胁肋掣痛，此肝气逆于络道也；大便艰难者，阳明本属燥金也。该体质属于阴虚，揆度病根，难离湿热，常服三妙丸、知柏八味丸，而颇见平善新识是故也。为拟坚阴培本，清化治标。膏以代药，方候明正。

生熟地各 90g	山萸肉 45g	天生术 45g	川黄柏 45g（盐水炒）
怀山药 45g	炒知母 45g	福泽泻 90g	粉草薢 45g
粉丹皮 45g	全瓜蒌 90g	晚蚕沙 90g	炒池菊 45g
白蒺藜 90g	绿豆衣 45g	广郁金 45g	煅石决 120g
橘叶皮各 45g	江枳壳 45g	生白果 120g	核桃肉 180g

加驴皮胶 120g、鳖甲胶 120g、冰糖 25g 收膏。

二、肾虚遗精

案 潘君，12 月 13 日

昔人论遗精，谓有梦而泄，此相火之强为害；不梦自泄，此心肾之

伤为多。前人曰"有梦治心，无梦治肾，新病治肾，久病治心"之为简要。良由心肾为水火之脏。贵恙遗泄数载，或无梦或有梦，兼见头眩、腰痛、早痿、手指时青，脉大、重按较软。阴阳二气并衰，下元亏乏较甚，治宜峻补，佐以固摄。膏以代药，方候明正。

上党参 120g	炒熟地 45g	桑螵蛸 45g	清炙芪 120g
山萸肉 60g	白归身 45g	炒白术 90g	甘枸杞 45g
大芡实 120g	怀山药 90g	熟女贞 90g	金色莲须 25g
煅牡蛎 45g	炒川仲 90g	宁枸杞 120g	煅龙骨 45g
抱茯神 120g	核桃肉 180g	锁阳片 45g	炒枣仁 90g
菟丝饼 45g	炙远志 45g		

加驴皮胶 120g、龟板胶 120g、金樱子膏 180g、白纹冰糖 240g 收膏。

三、肾虚耳鸣

案 张先生，12 月 3 日

命火寄于二阴之间，于补象坎之者，水也。真阳真阴并衰发于本脏，则为入冬恶寒，汗液易泄，行走气短，语言难出。右耳失聪累及于脾，则纳食不旺，冲击于肺，则咳嗽时作。阴虚者肝木必旺，则为逢邪胁痛，头眩目胀，脉形软弱无力，舌苔薄黄而腻。拟合左归右归之法调其逆从，而本六味八味之方壮其水火。膏以代药，方候明正。

别直参 30g	清炙芪 90g	炒熟地 90g（砂仁 18g 拌）	
山萸肉 60g	炒于术 60g	怀山药 60g	云茯神 90g
甘枸杞 45g	白归身 60g	熟女贞 90g	炙远志 45g
锁阳片 45g	炒枣仁 90g	菟丝子 45g	煅牡蛎 150g
浮小麦 120g	白蒺藜 90g	真川贝 90g	甜杏仁 90g（去皮尖）
橘叶络各 45g	补骨脂 45g	大红枣 120g	核桃肉 120g

加驴皮胶 120g、龟板胶 120g、冰糖 240g 收膏。

四、肾虚尿频

案 翁先生，12月3日

《内经》云：膀胱者，州都之官，津液藏焉，气化则能出矣。此小溲之阙于肾与膀胱也。又云：诸病水液，澄澈清冷，皆属于寒。此小溲之辨寒与热也。今小溲频频清长，逢邪益甚，腰俞无力，晨起多痰，脉象濡弱，虚寒之象显然。良由肾气内损则下元无权固摄，膀胱不约则水泉难以久藏。治当益肾补下为主，泛泛之剂不中用也。膏以代药，方候明正。

潞党参 120g	桑螵蛸 45g	大熟地 120g（砂仁 18g 拌）	
制黄精 90g	清炙芪 120g	山萸肉 45g	金毛脊（炙）45g
菟丝饼 60g	炒白术 45g	怀山药 90g	煅龙骨 120g
抱茯神 90g	炒川仲 90g	煅牡蛎 120g	炒川断 90g
北五味 120g	甘枸杞 45g	核桃肉 120g	补骨脂 45g
制首乌 45g	甜桑椹 90g	建莲肉 60g	白归身 45g
炒半夏 60g	新会皮 45g		

加龟板胶 120g、驴皮胶 120g、线鱼胶 60g、冰糖 240g 收膏。

五、肾虚腰痛

案1 王君，12月4日

肾，藏精而为固蛰封藏之本，疲劳则溲挟精丝，腰骨酸痛，均由先天受损，作强失职。肾为水火之脏，与卦象坎，真阴阳内寄。治宜二者并补，佐以固涩。经云"损者益之，劳者温之，散者收之"是也。

潞党参 90g	大熟地 120g	清炙芪 90g	山萸肉 45g
炒于术 45g	甘枸杞 45g	淮山药 90g	熟女贞 90g
大芡实 120g	锁阳片 45g	云茯神 90g	补骨脂 45g
清炙草 15g	菟丝饼 45g	炒续断 90g	煅龙骨 120g

| 煅牡蛎 120g | 金樱子 45g | 建莲肉 180g | 金毛脊（炙）90g |
| 桑椹子 90g | 制黄精 90g | 制首乌 45g | 宁枸杞 90g |

加驴皮胶 120g、龟板胶 120g、线鱼胶 60g、冰糖 25g 收膏。

案2　蔡君，12月18日

腰脊痛瘥，步履酸软，此肾气未实也。迎风流泪，痰少黏喉，此肝火内郁也。肝之与肾并虚，下焦同藏阴气，益精髓以填其下，佐清泄以平其标，庶几两不相悖。

清炙芪 120g	生熟地各 90g	炒白术 45g	山萸肉 45g
全当归 45g	上党参 120g	杭白芍 45g	云茯苓 90g
潼沙苑 90g	熟女贞 90g	炒续断 90g	补骨脂 45g
川牛膝 60g	水炙桑叶 45g	桑寄生 90g	炒池菊 45g
陈木瓜 45g	甘枸杞 45g	竹沥半夏 45g	黑芝麻 90g（捣香）
象贝母 90g	炒丹皮 45g	天花粉 90g	丝瓜络 45g
核桃肉 120g	煅牡蛎 120g	驴皮胶 120g	鳖甲胶 120g
冰糖 240g	虎骨胶（用代用品）60g		

案3　王先生，12月22日

遗泄腰痛，肾阴先亏于下；咳嗽咯血，肺气复弱于上。迭经调理，诸恙虽减，痰带粉红，小溲频数，烦心则头胀，劳力则腰酸，脉象细弱，舌苔薄腻。气阴未充，营养不足。为拟滋肾以固精关，益肺而宁络，厚其作强之用，助其治节之权。膏滋代药，方候明正。

上党参 90g	生熟地各 90g	清炙芪 90g	制黄精 45g
天生术 45g	制首乌 45g	淮山药 90g	甘枸杞 45g
抱茯神 90g	熟女贞 90g	北沙参 45g（玄参炒）	甜杏仁 90g（去皮尖）
淡秋石 45g	破麦冬 60g	菟丝饼 45g	
炒川仲 90g	真川贝 60g	甜桑椹 90g	旱莲草 45g
煅牡蛎 120g	山茶花 45g	建莲须 25g	仙鹤草 45g
大芡实 120g	藕节炭 90g	驴皮胶 120g	血陈根 45g（包）

龟板胶 120g　　　枇杷叶膏 120g　　　白纹冰糖 25g

案4　周君，12月18日

神疲腰酸，头晕心悸，形寒咳嗽俱发，于劳顿之后，即属体力之衰。肾为作强之官，肝系罢极之本，下元极亏，升阳不振，虽未入与损怯之门，机已露于隐微之处，脉细虚弱，根本不荣者，寒冬培水火之窟，调阴阳之根，颇奏肤功，身遣雄师，继续推进。

潞党参 120g	白归身 45g	清炙芪 120g	川桂枝 120g
大白芍 45g	炒白术 90g	大熟地 120g（砂仁 25g 拌）	
甘枸杞 45g	淮山药 90g	制首乌 45g	云茯苓 90g
炒川仲 90g	炙款冬 45g	补骨脂 45g	炙远志 30g
熟女贞 90g	炒枣仁 90g	柏子仁 90g	制黄精 45g
山萸肉 45g	菟丝子 45g	煅龙齿 120g	桑寄生 90g
绿豆衣 45g	白莲肉 120g	核桃肉 120g	驴皮胶 120g
冰糖 25g	龟鹿二仙胶 120g		

案5　李先生，12月22日

心肾能交于上下，阴阳自臻于平秘，此余隔岁之言也。今令岁遗精、失眠、腰酸、咽干、多梦、嗳气均除，即寒冬坚益肾、安神清心之验也。惟阴虽充而未实，阳能潜而易升，故时有提火而热，喉痒，咳呛等症，皆虚热上浮所致也。再拟育阴抑阳、固本扶元。膏以代药，方候明正。

上党参 90g	生熟地各 90g	京玄参 45g	山萸肉 45g
紫丹参 45g	粉丹皮 45g	北沙参 45g（玄参炒）	
淮山药 90g	熟女贞 90g	甜杏仁 90g	天麦冬各 45g（去心）
煅牡蛎 120g	真川贝 60g	海蛤壳 120g	竹沥夏 45g
朱茯神 90g	天花粉 90g	夜交藤 45g	肥玉竹 45g
煅磁石 90g	杭白芍 45g	青龙齿 120g	川杜仲 90g
金樱子 45g	核桃仁 120g	川黄柏 45g（盐水炒）	
驴皮胶 120g	金樱子膏 120g	冰糖 25g	

案6 全先生，12月23日

肾以腰为府，脉循脊之内，真阴内亏，作强失职，尾闾酸痛，午后背寒，更兼湿热素盛，肠胃不清，痰浊颇多，大便挟血，脉形濡滑，舌苔薄黄。治宜坚阴益肾，固其先天之根；清化利胃，顾及后天之本。所谓扶正而不恋邪，祛邪而不伤正，最为上策。膏以代药，方候明正。

潞党参90g	清炙芪90g	怀山药90g	京玄参45g
天生术45g	生熟地各90g	山萸肉45g	归身炭45g
熟女贞90g	焦白芍45g	炒川仲90g	竹沥夏60g
炒川断90g	光杏仁90g	炙金毛脊90g	真川贝90g
桑寄生90g	福泽泻90g	丝瓜络45g	藕节炭90g
新会皮45g	干柿饼120g	采芸曲90g	麸炒枳壳45g
炒苡米90g	核桃肉120g	驴皮胶120g	龟板胶120g
冰糖25g			

六、肾虚经血不调

案1 奚太太，11月21日

经年崩漏，肝肾太虚。素体胃寒，中气不振。每值风阳升动之令，眩晕辄发，数逢寒冷肃杀之时，咳嗽即起。血枯于内，则腑行燥，痰因于中，则舌苔白腻。滋肾以养肝，健脾以和胃，乃采本寻源之治，尽奇恒揆度之长。膏以代药，方候明正。

人参须30g	绵芪皮90g	炒熟地120g（砂仁18g拌）	
潼沙苑90g	白当归45g	山萸肉45g	生白芍45g
制首乌45g	天生术45g	玳瑁片45g	冬桑叶45g（水炙）
云茯苓90g	煅牡蛎150g	炒池菊45g	法半夏45g（捣包）
炙款冬45g	黑芝麻90g	真川贝60g	白蒺藜90g
新会白45g	柏子仁90g	甜杏仁90g（去皮、尖）	
侧柏炭45g	龙眼肉90g	核桃肉180g	乌贼骨90g

龟板胶 120g   冰糖 180g   驴皮胶 120g（陈酒纯烊）

案 2 张夫人，12 月 3 日

女子以肝为先天，而冲任奇经属之。经行后期，先见腹胀隐痛，腰酸背痛，心悸头眩者，气血虚寒，营养亏乏所致也。入冬肢冷，大便易转，脉象沉细濡弱，尤为真阳俱传见衰弱之征。际前闭证之合。为制补益之方。取甘温成咸寒之属，尽奇恒揆度之长。膏以代药，方乃候正。

大熟地 90g	潞党参 60g	全当归 30g	炒白术 60g
炒白芍 45g	云茯苓 90g	大川芎 25g	炙远志 45g
炙艾绒 45g	炒枣仁 90g	鸡血藤 45g	煅龙骨 150g
甘枸杞 45g	延胡索 45g	炒川仲 90g	川楝子 45g
炒川断 90g	制香附 45g	菟丝饼 45g	淡苁蓉 45g
补骨脂 60g	柏子仁 90g	驴皮胶 120g	紫石英 90g（煅）
冰糖 25g	龟鹿二仙胶 60g		

七、肾阴不足见血症

案 1 张夫人，12 月 8 日

肾阴衰于下，肝火逆于中，则为腰酸头晕，夜寐易醒，肺脏宗气怯弱，大肠湿气停留，则为内痔渗血，腑行燥结，易感外邪，咳呛气短。夫肝肾本子母之脏，欲柔其肝，必滋其肾；肺肠原表里相属，欲固其肺，先清其肠。即从根本选方，俾收滋养奇功。

吉林参须 30g	生熟地各 90g	西洋参 30g	生熟首乌各 90g
川石斛 90g	白归身 45g	北沙参 45g	炒白芍 45g
抱茯神 90g	甜杏仁 90g	怀山药 90g	大麦冬 45g（去心）
柏子仁 90g	炒川仲 90g	绿豆衣 45g	地榆炭 45g
大枣仁 90g	煅石决 150g	侧柏炭 45g	黑芝麻 90g
煨红枣 120g	天花粉 90g	驴皮胶 120g	鳖甲胶 120g
冰糖 25g			

案 2 盛君，12 月 29 日

血症之后，易感时邪、喉痰、咳嗽、胸膺掣痛，半日头晕，腰酸、恶寒、食减、劳动气促，晨起痰多，脉象濡滑，舌苔红绛，肺主皮毛，职司治节，气津两耗，内外失调，虚火不潜，暗吸肾阴，煎炼津液，凝为痰浊。病非一朝所成，治非一蹴能已。浅养金水之脏，清化痰热之邪、膏滋代药，毋求近效。

西洋参90g	生地炭90g	白归身45g	北沙参60g（玄参炒）
生白芍45g	光杏仁90g	怀牛膝60g	大麦冬90g（去心）
金沸草45g	炙款冬45g	代赭石45g	川浙贝各30g
川百合90g	血陈根90g	冬瓜子90g	海蛤壳120g（打）
竹沥夏60g	绵芪皮60g	炒川仲90g	橘白络各30g
绿豆衣45g	香谷芽90g	生苡米90g	白果肉120g
怀山药90g	云茯苓90g	驴皮胶120g	枇杷叶膏180g
冰糖25g			

案 3 章太太，11 月 25 日

心营肝血俱亏，则为头痛心悸；脾湿胃热交蒸，则为足胫流火；中气虚而聚饮生痰，则为咳嗽；卫阳弱而表疏形薄，则为恶寒。论本则三阴俱损，论标则湿热亦盛。切脉细弦而滑，滑则为痰，弦则为寒，细则为虚。虚寒相搏，痰浊内恋。治拟育阴扶阳，化痰固表。毋犯之初实实虚虚之戒，自成堂堂正正之师。膏以代药，方候明正。

潞党参90g	制首乌45g	绵芪皮90g	黑料豆90g
天生术60g	炙远志45g	川桂枝120g	炒枣仁90g
煅龙齿150g	白归身45g	大白芍45g（二味同炒）	
广橘红30g	煅石决150g	炙款冬45g	怀牛膝45g
晚蚕沙90g	甜杏仁90g	陈木瓜45g	川浙贝各30g
柏子仁90g	丝瓜络45g	龙眼肉180g	驴皮胶120g
霞天胶120g	冰糖25g		

案 4 沈太太，11 月 25 日

腕、肘、肩、髀、腘、踝，为人身十二部，《内经》称为骨空，亦曰机阙之宝，气血之所流行。风寒客舍，不易舒散，今肩胛髀骨得寒酸疼，得温则轻是也。兼见受寒胁痛欲便不便，脘痛时发，痞结不舒。以前足不温暖，今则面红提火，候起候平，脉沉缓中和，俱由阳气不振，阴火反升。治以甘热苦温之属扶正祛邪。膏滋代药，俾除沉疴。

潞党参 90g	大炙芪 90g	炒熟地 120g（砂仁 20g 拌）	
天生术 60g	全当归 60g	炒苡米 120g	云茯苓 90g
大川芎 30g	炒续断 90g	甘枸杞 45g	桑寄生 90g
川桂枝 15g	炒白芍 45g	威灵仙 45g	西秦艽 60g（酒炒）
丝瓜络 45g	丝瓜藤 45g	香橼皮 45g	怀牛膝 60g
小茴香 25g	补骨脂 45g	台乌药 45g	川独活 5g
福泽泻 90g	陈木瓜 45g	驴皮胶 120g	青陈皮各 30g
冰糖 25g	煅桂心 12g（研末）		

案 5 金先生，12 月 24 日

肾主作强，以腰为之府；肺司治节，而胸为其御。真阴既虚，于湿热复蕴于中，腰痛时作，咳呛易发，腑行燥结，内痔渗血，或惊悸脉呈濡数。肾与心为水火，肺与肠为表里，传处所至，固可推也，缔婴儿姹女于相交，调阳明燥金之燔灼，滋阴生津，清营润幽。膏以代药，方候明正。

上党参 120g	生熟地各 90g	清炙芪 90g	白归身 45g
生白术 90g	炒白芍 45g	京玄参 45g	北沙参 45g
山萸肉 45g	大麦冬 45g	云茯神 90g	光杏仁 90g
炒川仲 90g	浙贝母 90g	炒川断 90g	炙款冬 45g
炒枣仁 90g	海蛤壳 120g	柏子仁 90g	地榆炭 45g
干柿饼 120g	核桃肉 120g	驴皮胶 120g	川黄柏 45g（盐水炒）
鳖甲胶 120g	白冰糖 25g		

八、肾虚与脱发

案 候夫人，12 月 25 日

头眩腰酸，心悸发堕，脉象细弱，皆肾阴肝血虚亏之机也。次值产后真元大耗，形体营养现感缺乏，脏腑灌溉，亦失不周，故兼见恶寒肢清，大便闭结，平日经行少腹足冷。乘季闭藏之令，为树生长之基，真补精血，温养冲任。膏以代药，方候明正。

上党参 120g	清炙芪 90g	大熟地 120g（砂仁 25g 拌）	
制首乌 60g	蒸于术 45g	全当归 60g	山萸肉 45g
杭白芍 45g	甘枸杞 45g	紫石英 90g	菟丝饼 45g
潼沙苑 90g	熟女贞 90g	金毛脊 45g	抱茯神 90g
炒川仲 90g	炒枣仁 90g	炒川断 90g	黑芝麻 90g
补骨脂 45g	煅牡蛎 120g	青龙齿 120g	柏子仁 90g
艾绒炭 45g	龙眼肉 120g	核桃肉 120g	驴皮胶 120g
蜂蜜 15g	白纹冰糖 25g	龟鹿二仙胶 60g	

九、治肾调冲任

案1 徐夫人，12 月 26 日

育阴养血滋其本，潜阳息风以平其标。寒冬膏滋调理，今岁头痛大减，惟经行后期，劳力腰酸，嗜食生冷，易起腹疾。则肝血未盛，脾阳亦弱，因而冲任内损，经脉不充。脉象细小，舌苔薄腻。再拟培养精血，调理奇经，本固则枝荣，源远则流长，窃有取于此。

上党参 90g	太子参 45g	炒熟地 120g（砂仁 25g 拌）	
全当归 60g	蒸于术 45g	炒白芍 45g	山萸肉 45g
制首乌 60g	潼沙苑 90g	大川芎 30g	绿豆衣 45g
茺蔚子 90g	玳瑁片 45g	甘枸杞 45g	抱茯神 90g
紫石英 90g	明天麻 45g	炒川断 90g	新会皮 45g

| 麸炒枳壳 45g | 大红枣 120g | 核桃肉 120g | 驴皮胶 120g |
| 龟板胶 120g | 冰糖 25g | | |

案2 胡女士，12 月 21 日

《内经》曰：任脉通，太冲脉盛，月事以时下。任主阴、冲主血，盖必阴血充足，而经始如期，有若月之盈，水之潮也。今经行落后多至数月，兼见心悸、腰酸、腹内反者，所苦乃肝肾阴血，营血亏乏，无以流溢其奇经，冲任不得充盈，始当滋养真水，不宜诛伐无过，佐以益气和中，俾使阳生阴长。膏以代药，方候明正。

上党参 120g	大熟地 120g	清炙芪 120g	全当归 45g
蒸于术 45g	清炙草 120g	大川芎 25g	淮山药 45g
杭白芍 45g	制首乌 45g	炒枣仁 90g	鸡血藤 45g
菟丝子 45g	茺蔚子 90g	甘枸杞 45g	川牛膝 90g
熟女贞 90g	炒川仲 90g	抱茯神 120g	炒川断 90g
制香附 45g	杜红花 25g	新会皮 45g	龙眼肉 120g
驴皮胶 120g	冰糖 25g		

第五节　病后体虚的调理

案1 陈君，12 月 10 日

疟疾经久，愈而浮肿，气血之耗可知肝脾之弱，亦显营卫不谐，则易感时邪，形寒头胀气湿内阻，则胸脘不畅，微有痰浊。脏真亏乏则夜寐不熟，操劳疲惫等恙随之而起。脉形濡缓，舌苔薄腻。季前冬令闭藏，端宜补剂培养。

上党参 120g	清炙芪 120g	炒熟地 120g（砂仁 18g 拌）	
炒白术 90g	白归身 45g	怀山药 90g	制首乌 60g
仙半夏 45g	炒白芍 45g	陈皮 45g	云茯神 90g
炒枳壳 45g	炙款冬 45g	浙贝母 90g	炙远志 45g

炒枣仁 90g	山萸肉 45g	炒泽泻 90g	补骨脂 45g
焦苡米 90g	甘枸杞 45g	炒川断 90g	光杏仁 90g
清炙草 120g	大红枣 120g	核桃肉 120g	

加驴皮胶 120g、霞天胶 120g、冰糖 240g 收膏。

案2 胡先生，12 月 10 日

经感冒病，初进辛清通阳，继进苦温消补，终进培益中气，竟收全功。疼痛未发，惟入冬无寒，中脘又觉痞滞，起居饮食均感神疲。诊脉濡缓，察舌黄腻。夫中气之鼓舞，全待脾脏健运，脾为至阴，恶寒而喜温。中阳式微，气机不利，当拟温运健中，不重却病，而病自潜消，所谓进一层治法也。膏以代药，方候明正。

野山人参 30g	清炙芪 90g	炒熟地 90g（砂仁 18g 拌）	
炒当归 60g	炒于术 60g	淡干姜 120g	云茯苓 90g
白蒺藜 90g	淮山药 90g	新会皮 45g	枳实炭 45g
清炙草 15g	香橼皮 45g	仙半夏 60g	炒泽泻 90g
炙鸡金 45g	佛手片 30g	炙香附 45g	炙远志 45g
老薤白 30g	瓜蒌仁 90g	煨红枣 120g	

加驴皮胶 120g、霞天胶 120g、冰糖 240g 收膏。

案3 张先生，12 月 12 日

耳病手术后，气血大耗也，未复原，记忆薄弱，易于感冒，右膺隐痛，劳力则腰酸，脉大而缓，舌苔光剥。季前冬闭藏，端宜平补脏真。

上党参 120g	川石斛 90g	清炙芪 120g	北沙参 60g（玄参炒）
破麦冬 60g	生熟地各 120g	制首乌 60g	白归身 45g
潼沙苑 90g	炒白芍 45g	山萸肉 45g	抱茯神 90g
炒枣仁 90g	桑寄生 90g	肥玉竹 90g	甜冬术 90g
炒川仲 90g	甘枸杞 45g	炒续断 90g	

加驴皮胶 120g、龟板胶 120g、白纹冰 240g 收膏。

案4 沈先生，11月26日

因肺病而四肢痿软，行走乏力，此《内经》所谓肺热叶焦则生痿躄也。入冬进益水培土，清热涤痰，而诸恙能除，亦《内经》"治痿独取阳明"之旨也。惟唇红形瘦，脉象软弱，阴气未充，精血未旺。原拟清补固本，用膏滋代药。

潞党参90g　　　清炙芪90g　　　甜冬术60g　　　北沙参60g（炒）

川石斛60g　　　怀山药90g　　　大麦冬90g　　　生熟地各90g

肥玉竹90g　　　甜桑椹90g　　　怀牛膝45g　　　白归身45g

炒续断45g　　　大白芍45g　　　净连翘90g　　　甜杏仁90g

忍冬藤90g　　　生苡米90g　　　核桃肉180g　　　抱茯神90g

熟女贞90g　　　天花粉90g　　　驴皮胶120g　　　枇杷叶膏180g

冰糖25g

第六节　其　　他

一、口臭

案1 吕先生，12月10日

咳嗽痰多，入寒加厉，记忆薄弱，不耐操劳，口臭，梦繁，头晕目眩，皮肤湿疹，浸淫作痒，曾经咳血，并染流注，迄今右腕筋胀，按之坚硬。肺肾之阴并亏，湿热之邪内蕴，清肃无权，作强乏力；脑府失其精明，心神不能朗照，症情错杂，虚实混淆。此拟一剂，着力调其逆从，所憾不能各药兼顾，难求熨帖。

生熟地各90g　　炒冬术60g　　　吉林参须30g（另煎、冲入收膏）

炙款冬45g　　　淮山药90g　　　抱茯神120g　　　甜杏仁90g

苍龙齿150g　　　川浙贝各60g　　北沙参45g（玄参炒）

黑料豆90g　　　炒池菊45g　　　全当归45g　　　大麦冬60g（去心）

粉草薢 60g	川楝子 45g	福泽泻 90g	橘皮核各 45g
竹沥夏 45g	山萸肉 60g	大芡实 120g	炒川杜 90g
炒枣仁 90g	核桃肉 120g	生苡米 120g	生白果 120g（去壳）

加驴皮胶 120g、龟板胶 120g、冰糖 240g 收膏。

案2　贾先生，12月2日

《内经》论传化之府，曰胃、大肠、小肠、三焦、膀胱五者，传化物而不藏，故实而不能满。盖胃主降，肠主畅，后人六腑以通为补之说即本于此。今湿热奇重，蕴于阳明，熏蒸于上则为口臭，固结于下则为便难；津液受其消烁，则为肤燥足跟坼裂；脉象弦数，舌苔黄腻。为拟清热化湿，和胃疏肠，不补之补胜于补，此多矣。膏滋代药，方候明正。

细生地 15g	甜冬术 60g	京玄参 90g	云苓 90g
鲜石斛 90g	肥玉竹 45g	全瓜蒌 180g（皮、子各半）	
北沙参 60g	香佩兰 90g	生白芍 60g	净连翘 90g
淡竹茹 45g	江枳壳 45g	新会皮 45g	地骨皮 45g
西洋参 30g	大天冬 45g	全当归 45g	黑芝麻 120g（捣包）
生熟苡米各 90g			

加驴皮胶 180g、白蜜 25g、白糖 180g 收膏。

案3　沈兄，12月28日

风疹屡发，痰多口臭，头昏晕眩，腑行燥结，纳食难化，脉濡舌光，血分蓄热，易受外邪；风阳上升，九窍不利；内热则胃强，伤阴则脾约，症虽多方并呈，病实一端所致。治拟甘寒之属，佐以辛凉，先使营血能清，断其遗患。膏滋代药，方候明正。

生熟地各 90g	西绵芪 90g	鲜首乌 90g	上党参 90g
大麦冬 45g	绿豆衣 45g	京玄参 45g	白池菊 45g
粉丹皮 45g	水炙桑叶 45g	京赤芍 45g	肥玉竹 45g
炒银花 90g	炒知母 45g	净连翘 90g	干芦根 120g（去节）
瓜蒌仁 90g	川浙贝各 60g	竹沥夏 45g	光杏仁 90g

| 陈广皮 45g | 生白芍 45g | 煅石决 120g | 紫丹参 45g |
| 黑芝麻 90g | 赤茯苓 90g | 驴皮胶 120g | 冰糖 25g |

二、失眠

案 蒋左，失眠案

心主神明，胆主决断。神明所至，虽虚幻之境，可以意构，惟有胆木决断乎其间，一举一动方能合节。

今诊其脉象细弦，关部坚硬，人迎浮露，舌苔薄白，良以营分不足，木少滋濡，厥阳上升，甲木漂拔，失其决断之职，神志为之妄乱，目不交睫。刻下难臻平定，而腹撑、头晕，还是木旺尖端。拟平肝凝神，交通水火。

制洋参 60g	龟板 90g	金铃子 60g	大生地黄 125g
归身 60g	煅龙齿 60g	制香附 125g	制半夏 90g
缩砂仁 25g	白蒺藜 60g	上党参 90g	新会皮 30g
小青皮 30g	厚杜仲 90g	炒牛膝 60g	川断肉 90g
沉香曲 90g	远志肉 15g	石菖蒲 125g	朱茯苓 60g
杭白芍 45g	野白术 35g	枳实 30g（与白术两味同炒）	
菊花 30g	辰砂拌麦冬 45g		

上药如法共煎浓汁，连煎 3 次后去渣，将浓汁徐收，再用真阿胶 90g 溶化，冲下收膏。每日清晨冲服 10g。

三、不孕

案 魏右，不孕症

经事无故而不受孕，平时间亦无他恙，惟时有昏晕，或四肢烙热而酸楚，少腹时满，脉大有力。

盖气郁生热，热从内吸，则子宫枯燥，不能摄精；热盛则生风，风阳鼓动，则头旋眩晕，脉络不和。养血益阴固属要图，而泄热调气尤为急务。非大剂补益，便为良法也。

黑玄参 90g	大连翘 90g	大熟地黄（砂仁炙）150g
白蒺藜（炒，去刺）90g		大生地黄（姜汁炙）150g
绿豆衣 90g	黑山栀 90g	四制香附 120g　大麦冬 75g
制首乌（切）150g		晚蚕沙（包煎）90g
全当归 75g	制洋参 90g	党参 120g　炒枸杞子 90g
粉牡丹皮 60g	淡天冬 60g	滁菊花 60g　干荷叶 60g
缩砂仁（另煎，冲）30g		半夏曲（盐水炒）75g
杭白芍 45g	松萝茶 60g	桑寄生 90g

上药共煎浓汁，用清阿胶 90g，龟板胶 60g，白冰糖熔化冲入收膏，以滴水成珠为度。每晨服一汤羹，开水冲调。

附

秦伯未祖父秦笛桥医案

一、背寒

脊背栗寒，精神疲乏，纳食稍增，尚未复旧。气阳已伤，何能鼓舞，脉滑而数。甘养调之。亦越人之遗意也。

人参须　　金石斛　　朱云神　　　黑　枣　　　制首乌

大生地　　炙甘草　　生　姜　　　炙绵芪　　　酒白芍

制香附

二、舌刺

舌尖干刺，食物作痛。夫心开窍于舌，五行属火，全赖营血以养涵，犹之离卦，一阴寄于二阳之间，二阳即赖一阴以不亢，证属几番寒热，津液已伤，心阴亦耗，况复惊易烦躁，正合《内经》心主是动，烦心憺憺。脉象左虚数，右滑。暂拟养液滋阴。

西洋参　　朱麦冬　　鲜石斛　　淮小麦　　　东阿胶

川雅连　　细生地　　朱茯神　　炒白芍　　　鸡子黄（冲）

柏子仁　　莲肉心

三、瘕块

当脐动气，脐腹结瘕，痛掣少腹，腰围如带拘束，两足酸楚，不耐健步。皆主下焦精血之损。温养有情之属，摄纳奇经为宜。

淡苁蓉	小茴香	淮小麦	九香虫	炒归身
补骨脂	甘杞子	胡桃肉	厚杜仲	柏子仁
潼蒺藜（盐水炒）				

四、寒热

寒战身热无常，纳纯经阻。脉象右弦大左数，舌根腻。乃肝不条达，荣卫不和，即《难经》所谓阳维为病苦寒热，拟逍遥散法。

炒柴胡	宋半夏	焦白术	制香附	炒黄芩
云茯苓	粉丹皮	生姜	薄荷头	炒陈皮
炒归全	黑枣			

五、项强

两目眩晕，项强似痉，口苦纳少。右脉弦细，左寸数。乃肝虚风动，营虚火炎。经云：诸暴强直，皆属于风；诸风掉眩，皆属于肝。此为的确病根，不特仲景葛根汤不能服，即桂枝加瓜蒌汤，亦非所宜也。

炒黄芩	炒归身	陈皮	荆芥炭	炒白芍
夏枯花	丝瓜络	煨天麻	阿胶珠	酒秦艽
炙升麻				

六、腹胀

开郁理气，腹痛已愈，口亦不苦不渴，饮食知味。惟痼疾仍在，据述三年来，清晨腹痛，必申左胁牵连中腹，盘旋无定，甚则抚摸有形如癖，渐觉下趋或得矢气，似易安和，今诊脉象左寸沉数而滑，左关沉弦，右寸浮大，余部缓涩。心阳内郁，君火不行，令相火代行侵肺，肺主一身之气，失其右降，不克通调。经云：壮火食气。丹溪云：气有余便是火。禀质血亏，更由气郁火烁。仍拟调气解郁，稍佐清火之品，未识效否。

制香附	黄芩炭	炒白芍	生甘草	朱连翘
炒川芎	广郁金	炒砂仁	苏 梗	归身炭
广陈皮				

七、脾虚

五旬以外，气阳已虚，内则神烦曲运，外则暑薰热蒸，气尤易伤，每年长夏，纳食不爽，四肢面浮，气机阻痹，安得上下流行宣畅。脉象右缓大，左略虚弦。是外感为少，内因为多。议用益气养胃，稍佐宣泄。

金石斛	苋麦冬	桑寄生	六一散	白沙参
粉丹皮	宣木瓜	五加皮	肥玉竹	炒白芍
炒泽泄	佛 手			

八、腹痛

右脉沉按虚大，左脉软涩无力，清晨绕脐作疼，疲倦不耐步趋，喉间清涎上泛，味食甘酸则止。腹为至阴，子丑交阳，阳不胜阴，相搏则痛，胃为府属阳，以通为用，府阳窒塞，多升少降，甘能和中，酸能泄木，为胃所喜，理或有诸，经云：凡人动作云为，皆赖阳气以主持，况脾主四肢，职司健运，始病曾服峻剂攻下，继服解肌，汗泄太过，汗为心液，肌主皮毛，是不独脾胃交困，心与肺亦有伤焉。金不制木，木乘侮土，势所必至。然见肝之病先理脾胃，俾土厚不为木克，亦长沙夫子之言，何必沾沾以疏泄肝木为要务。

上党参	炙黑甘草	苋麦冬	益智仁	宋半夏
五味子	春砂仁	白茯苓	新会皮	天生术（蒸）
炒白芍	炒秫米			

九、脘痛

胃脘窒痛或胀或糟，腰脊酸疼，咳嗽时作，恶风畏寒，脉息右迟细，左沉。木郁中土，少阳失生发条达之性，脾不健运，下不能制水，上不能生金，用当归建中汤意，辛甘和阳，为中权扼要。

归身炭	姜半夏	炙甘草	生 姜	炙桂枝
九香虫	云茯苓	红 枣	酒白芍	炒陈皮
谷麦芽				

十、臂痛

肝主筋，筋者束骨而利机关，血虚风湿内踞，手臂酸楚，不得举动，已阅三年，势成痼疾，《内经》原有醪醴之法，今仿其意。

生黄芪	甘枸杞	淮牛膝	秦 艽	当 归
片姜黄	威灵仙	赤 芍	桑寄生	海桐皮
川桂枝	炙甘草	北沙参	独 活	川 芎
茯 苓	防 风	杜 仲	上药浸无灰酒	

十一、噎膈

左脉沉涩不匀，右脉细数，纳谷或噎，营液亏耗，火逆上气，仿金匮麦门冬汤。

| 连心麦冬 | 炒玉竹 | 原生地 | 姜半夏 | 酒炒当归 |
| 大 枣 | 陈仓米 | | | |

胸脘窒塞，粥饮入胃，更胀满气上，浑身筋节牵强掣痛，脉弦，乏冲和之象。《内经》以胃气为本，一则曰：人无胃气曰逆，再则曰：纳谷则昌，诚以胃为十二经之海，束筋骨，化精微，今生气索然，医药谅无功绩，日久恐成关格，先进苦辛，以开痞结。

| 制川朴 | 薤白头 | 云茯苓 | 广郁金 | 香橼皮 |
| 佛手柑 | 炒苡仁 | 制香附 | 炒青皮 | 姜半夏 |

十二、寒栗

背为阳，督脉行之，总摄诸阳，午前栗寒四肢麻疼，继即烘热口干，味淡，体质营虚液耗，伤在阴分，兹阳亦暗伤矣，黄昏齿痛，戌亥乃肝阴旺时，肝少藏血，厥阳上扰，脉息右带虚弦，左涩弱，仲景云：阴伤及阳，最难充复，姑拟和阳育阴。

鹿角霜	桂枝尖	北沙参	制香附	炙龟板
炒白芍	白天冬	桑寄生	炒归身	炒生地
乌梅炭	炙甘草			

十三、额痛

右脉弦数，寸部最甚，左脉虚细沉弦，右额角疼痛，日轻夜剧，右目羞明少光，甚则胸泛指麻口干。夫肝从左升，肺从右降，责之肝阴不充，肝阳上升，少阳相火，侵及肺金，前医谓中风寒，恐与无涉，姑拟轻清宣扬，以冀火衰风熄，然后和血为主。

黑荆芥	粉丹皮	池菊花	荷蒂	炒归身
炒山栀	白蒺藜	黑穞豆	炒川芎	石决明
冬桑叶				

十四、泄泻

食后不即泻，必胸次满闷，仍若速泻必盘旋肠鸣，中腹阵痛，须于渐觉气顺舒畅，因思腑为阳，脏为阴，五脏以藏为体，六腑以通为补，一脏一腑相为表里，阳明如市，万物所归，小肠为受盛之官，大肠司传道之职，胃失司化，不能泌别清浊，逼迫下注，直奔幽门，脏腑失职，由腑阳无权，脉息右迟细，左沉微，其为寒湿浸淫，升降不和，中流无抵柱之权，据理已可见一斑，暂拟和中理气，以观效否。

台乌药	姜半夏	制香附	福泽泻	炒苏梗
焦枳壳	云茯苓	大腹绒	制川朴	川桂枝
乌沉香（冲）				

《灵枢》云：脐以下皮寒，肠中寒。《难经》云：大肠泄食已窘迫，

大便色白，肠鸣切痛，询食后注泄，肠或胀痛，必在日中，显见气痹寒积，阳不用事，有下流之性，而无上升之权，与经旨所言，证情确合，脉象两手关尺沉濡最甚。拟温中升阳，佐以理气。

炒干姜	煨葛根	吴茱萸	白　芍	煨升麻
御米壳	姜半夏	制香附	炙甘草	云茯苓
煨木香				

十五、暑证

暑之偏于热者，多手太阴证，似寒非寒，似热非热，腹鸣大便数行，肺气不利，不能通调水道，下输膀胱，况肺与大肠相为表里也。暑之偏于湿者，多为足太阴证，形神疲倦，四肢不健，脉象弦细微数。核此脉证，似宜两解，然肺主一身之气，肺痹开则三焦俱利，当以手太阴一经为主。

制川朴	净银花	广郁金	炒竹茹	炒扁豆
六一散	西瓜翠衣	白通草	藿香梗	炒泽泻
鲜荷叶				

脉息右濡，左大微弦，舌苔薄白，情神不爽快，知饮不欲食。夫暑必由口鼻吸受，先伤肺胃，暑必挟湿，一味氤氲，伤在无形。《说文》：暑从日从者。者即"渚"古字，盖谓丽日临水而蒸发之气，即暑邪也。今人以暑属热，而不知有湿存乎其间，实为大误。惟当此君相二火司令，木为火母，厥阳亦习习暗动矣。议用轻扬清宣上焦，佐以疏泄肝木。

白蔻仁	厚朴花	宋半夏	醋炒青皮	生米仁
浙茯苓	鲜佛手	花片通	广郁金	陈广皮
鲜佩兰				

畏风身热，头胀不食，气滞下行，欲解不解，口黏腻，不渴饮，舌根黄苔。暑必挟有湿邪，蕴扰中宫，三焦蒙闭，先从和解，佐以微辛微苦。

白蔻仁	云茯苓	炒陈皮	炒黄芩	水炒软柴胡
广郁金	飞滑石	方片通	姜川连	姜半夏
鲜佛手	鲜佩兰			

脉象濡缓，纳食不香，暑湿停留，氤氲不解，脾胃为土，皆喜燥而恶湿，湿渍不化，敦阜变为卑监，失其健运之职，姑仿东垣清暑益气汤而加减之。

炒沙参	云茯苓	炒砂仁	煨益智	炒苍术
川石斛	炒山药	炒红枣	炒陈皮	炙黑甘草
藿梗	老姜皮			

十六、胃寒

味美知饥，食则易饱，困倦力乏，缘暑天酷热，人身之气不耐升泄，稍啖瓜果冷物，胃中清阳，不司旋转，脉象浮大，右觉微弦，不喜饮水，是其明征，土衰则木旺，升降尤易失职，仿生脉法，稍佐泻木，宣通胃阳。

高丽参	广郁金	浙茯苓	炒麦冬	炒砂仁（冲）
宣木瓜	炒山药	鲜佛手	橘叶	五味子
宋半夏	炒白芍	炙甘草		

十七、口臭

咳嗽已止，又增口臭，口臭未止，咳嗽复作，诊时脉象右手浮中沉三部弦数，左手浮无力，中濡细，沉带微弦。平日体质清瘦，禀木火之形，今核诸脉证，究属肝肾阴亏，水不涵木，木必生火，金受火刑，肺金无清肃之权，胃府积湿，生热上蒸，失司下降，是以舌色少润，而口不渴饮，前议养金制木，滋水制火，曾见小效，再用其意，参入微苦之品，庶几于阳明湿热，至化口臭，亦有关涉也。

北沙参	白菊花	生蛤壳	玄参炭	炒麦冬

黄芩炭　　　云茯苓　　　盐杏仁　　　霜桑叶　　　盐水炒知母

生甘草　　　盐水炒黄柏

十八、嗳气

诸恙已愈，纳食尚少，时或嗳气，想暑湿蒙混于中，经府先闭，胃气弱而不和，三焦因以失职，兹虽清化将楚，究竟升降权衡，仍觉胶固格阻，未能充周流动，脉息左濡右细，涩涩不匀，遵仲景心法，以旋覆花旋转于上，赭石镇隧于下，参甘补虚，姜夏开痞，加入平肝调气定当见效。

旋覆花　　　炙甘草　　　炒白芍　　　炒陈皮　　　代赭石

人参须　　　广郁金　　　煅牡蛎　　　姜半夏　　　云茯苓

制香附　　　炒砂仁　　　玫瑰花　　　生　姜

十九、疟疾

间日寒热，呕吐诞沫，脾不化津，积为饮邪，营卫不和，升降失职，必肝胆上逆，贯膈犯胃，脉沉左虚大，右滑，舌黄口干，不喜饮，先议逐饮，佐和中法。

姜半夏　　　川桂枝　　　焦白术　　　老生姜　　　白茯苓

炒白芍　　　姜竹茹　　　煨草果　　　生枳壳　　　软柴胡

盐陈皮　　　炒蜀漆

胆为清净之府，居半表半里，受邪则阴阳交战，故寒热往来，胆以温为佳，寒则不眠心悸，虚则气郁吐诞烦呕，诞与气搏，变生诸症，触事易惊，梦寐不祥，舌黄而干，脉沉左数右滑，师前人温胆汤法加减之。

姜半夏　　　炒栀子　　　朱云神　　　炒陈皮　　　醋炒软柴胡

炒竹茹　　　炒远志　　　桑寄生　　　炒沙参　　　炒枳实

炒黄芩　　　九节菖蒲根

二十、牙痛

纳食不宣，牙龈胀痛，脉息浮大沉数，总属胃阴不滋，《灵枢·杂病篇》谓，齿痛恶清饮，取手阳明，不恶清饮，取足阳明，今从两主治。

川石斛	益元散	细生地	炒山栀	白沙参
生石膏	净银花	鲜荷叶	肥知母	炒玉竹
集米仁	鲜竹卷心			

二十一、肠鸣

戴复庵云：日间无事，将晡腹膨，一夜肠鸣，不得宽泰，次早溏泄，是脾虚浊盛也。两肘腕软，气失运行，痰流四肢，亦有是证，仿古胃苓汤参蠲痹汤法。

片姜黄	陈皮	生绵芪	制川朴	归全炭（酒炒）
煨木香	砂仁	带皮苓	赤芍	高丽参（冲）

二十二、痢疾

腹或痛坠，痢下后便血，或多或少，已经一载，色萎形瘦，脉右细涩数，左微弦，舌光。营分大伤，津液内竭，势必延成损证，姑拟合营涩血清热法。

北沙参	炒白芍	银花炭	炒生地	北秦皮
制丹参	炒槐米	香连丸	归身炭	地榆炭
樗根皮	炒荷蒂			

二十三、噎症

快食作噎，病在吸门，吸门者即喉间之会厌也，前贤以为气血两虚。宜柔润之品，大忌香燥，取快一时，今诊左脉细涩，右脉微数，虚火内蒸，津液愈耗，背脊栗寒，亦阴衰阳结之象。先拟补血益阴，稍佐解郁

附

秦伯未祖父秦笛桥医案

153

理气。

制洋参	炒熟地	广郁金	生枳实	炒黄玉竹
大生地	真橘络	玫瑰花	炒麦冬	归身炭
升　麻				

二十四、暑风

始因头痛畏风，身热目干羞明，脉数，右寸浮滑。此暑热伤液，复冒风邪，阳化内风，陡升上扰，汗已微泄，而热则未退。防成内经肺疟之候，先拟辛凉清泻。

甜杏仁	天水散	银　花	生米仁	荆　芥
冬桑叶	白蒺藜	鲜佛手	连　翘	薄　荷
煨天麻	鲜荷叶边			

二十五、阳虚

脊背一线寒冷，直至头巅，四肢疲软无力，腰胁酸楚，肌肤奇痒如蠕动，爬搔不止。月事愆期，仍或带下。脉象虚缓，右细微弦。夫督行于背而统诸阳，任行于腹而统诸阴。冲脉有摄血于下，充肤热肉营养筋骨之力。带脉擅约束之权，督带衰乏，冲任不能拥护，营虚液耗，阳化内风，证有根蒂，姑拟通补奇经。

鹿角霜	炙龟板	大熟地	制女贞	归身炒白芍
桑寄生	杜仲	甘杞子	炒杭菊	潞党参（炒）
制香附	丝瓜络			

二十六、脾弱

胃主纳食，体阳而用阴，脾主健运，体阴而用阳。阴阳异位，《内经》于《太阳阳明篇》言之甚详。今胸次嘈杂似饥，食后或腹中胀满，可知脾胃升降不和，失其用矣。先天根本大伤，水不涵木，阳化内风，上扰清空，则头眩目旋。肺主一身之气，通调水道，下输膀胱，化源渐竭，右降无权。小便淋漓艰涩，心主血，营液枯涸，孤阳亢逆，则恼怒不寐。至若两足浮肿，步必履艰难，病在躯壳，治当从缓。脉数右涩左虚，舌光。姑拟益气调气，佐以清养。

吉林参	生绵芪	广郁金	玫瑰花	炒玉竹
制香附	焦枳壳	鲜橘叶	金石斛	宋半夏
炒栀仁				

二十七、阴亏

寒热得汗已解，头痛亦止，纳谷则胸泛欲呕痰沫，味苦，眩晕不能辗侧，喉痛嗌干，右脉沉细，左脉浮弦，舌尖红，根微白，此体质阴亏，孤阳易亢，饮邪内伏，脾肾俱伤，肾阴不充，肝木失养，胆经易于升泄。拟祛清嗌熄风。

姜半夏	炒黄芩	白蔻皮	刺潼蒺藜	陈皮（盐水炒）
广郁金	池菊炭	川贝母	炒僵蚕	轻马勃
银花炭	冬桑叶			

二十八、痰饮

脾主为胃行其津液，脾阳不振，则聚而为痰沫。故《内经》论咳曰无不"聚于胃，关于肺"者，即指此也。素患痰饮，背寒纳减。今更经事不行，腹胀且痛。盖阳气衰乏，冲任凝滞，脉右沉滑，左滞不扬。调经以理气为先，莫恃攻逐瘀阻，再伤气血。

川桂枝	炒白术	酒赤芍	煨木香	全当归
姜半夏	制香附	上安桂	大川芎	青陈皮
淡干姜	广艾绒			

二十九、眩晕

经云："心怵惕思虑则伤神，肝悲哀动中则伤魂。"神伤则不能主持而昏冒，魂伤则不能精详而狂妄。头疼眩晕，甚欲跌扑，纳减胸泛，漾漾欲吐，恶风畏寒，乃情志悒抑，郁火不舒，阴失眷恋，阳化内风，上升巅顶。脉象濡缓，左寸指下瞥瞥独见动数，显然心阴大伤，心阳极旺。心为肝子，肝虚无疑，将有不寐怔忡之患。先拟解郁熄风，参和阳重镇之品。

杭黄菊	炒防风	甘枸杞	宋半夏	煨天麻
东白芍	桂　枝	活磁石	白蒺藜	朱茯神
广郁金	冬桑叶			

三十、咳嗽

病后咳嗽时作，肌肉瘦削，四肢不健。脉象左虚细，右弦滑。良由脾阳欠运，土不生金，金不能制木，木反挟心火刑金。经云："气不及，则己所不胜，侮而乘之；己所胜，轻而侮之。"又云："侮反受邪。侮而受邪，寡于畏也。"正此之谓。而即证论治，当重理脾，以治其本。

炙绵芪	宣木瓜	酒当归	樋豆衣	炒党参
阿胶珠	生白芍	炙紫菀	煨益智	淮山药
川贝母	池菊炭			

三十一、带下

少腹胀痛，带下五色，四肢清冷，病起年余。兹脉象左沉濡，右虚弦而大，总由肝郁不舒，气痹络伤，八脉不能拥护。傅青主于五色带下，强分五脏，穿凿不经，今专以疏肝为主。

炒柴胡	炒川楝	炒归身	小青皮	荆芥炭
炒白芍	炒车前	制香附	云茯苓	炒延胡索
淡吴萸	炒黄芩			